からだ・こころ・生命

木村　敏

講談社学術文庫

学術文庫版まえがき

本書は、「あとがき」にも書いたとおり、わたしが一九九四年に京大医学部を停年退官して以来ずっと勤務している河合文化教育研究所の行事として、一九九六年の一〇月と一一月に名古屋と東京で開催された二回の『生命論』シンポジウムでの、わたし自身の発表原稿をまとめたものである。元来はこの研究所の刊行物である「河合ブックレット」の一巻として、一九九七年に公刊された。それ以来もう二十年近くが経っている。同じシンポジウムで発表したブランケンブルク氏とスコット氏はすでに他界された。わたし自身もここ数年、まったく仕事量が減ってしまった。シンポジウムの司会を二回ともお願いして、本書の解説も書いていただいた野家啓一さんだけはますますお元気で、悦ばしいことだと思っている。

二十年近く経ったと書いたけれども、この間にわたしの考えが少しは進歩したかというと、そうとも言えないようである。精神科の医者として、病者の、もちろん病者だけでなくわれわれ全員の、「こころ」というソフト面と「からだ」、なかでも脳というハード面との関係をどう見るかという、医学だけでなくそれこそ哲学の根幹に関わる大問題を抱えて悪戦苦闘してきた私の人生だったわけだが、これから読んでいただくのは、その「悪戦苦闘」が二十年前にたどっていた一つのヴァージョンに過ぎないわけで、いまだったらまた別のヴァージョンが書けるかもしれないけれども、それを「進歩」とは言えないだろう。

今度この本を校正していて、気になったことがひとつある。それは本書の八三ページで、普通の文法用語だったら「一人称複数」であるはずの「われわれ」を「二人称」と書いている箇所である。明敏な読者ならすぐに首をかしげられるに違いない。このあたりは「生」と「死」の問題を扱っていて、自然科学的で客観的な目で見れば三人称的な「この人の生」「あの人の死」としか言えないはずの生と死が、そこに相手の主体や主観の動向を感じとる人間学的な見方で見ると、むしろ二人称的な「わたしとあなた」の関係そのものに関わる出来事として見えてくるということを言いたいために、こんな文章を書いたのだった。

実はこの言い方にはひとつの伏線がある。わたしが（共同演者のブランケンブルク氏やスコット氏と共通して）大事にしていた「現存在分析」のルートヴィヒ・ビンスヴァンガーという人がいて、本書にもその名前は出てくる。そしてこのビンスヴァンガーと同時代のドイツに、アルトゥーア・クローンフェルトArthur Kronfeldという精神病理学者がいた。このクローンフェルトは一九三〇年に『精神医学の諸観点』Perspektiven der Seelenheilkundeという本を著して、一部では高く評価されたのだが、ユダヤ人だったため亡命してモスクワへ行き、まもなく夫人といっしょに自殺してしまった人である。

クローンフェルトはその本の中で、統合失調症患者は他人とのあいだに「われわれ」という「メタ共同体」Metakoinonを共有できず、そのため、普通なら親しい二人称的他者と出会ったときに自分の側に一人称の「自己」を設立して、「人格」Personとなるはずの場面でそれができない。これが統合失調症の「基本障碍」だ、ということを書いている。この「ペルソーン」という語は、日本では「人格」「人物」あるいは文法用語としては「人称」などと訳されていて、まだ十分に馴染まれていない西洋語のひとつなのだが、それだけにいっそう興味がある。わたしは若いときから、かなり熱心にこのクローンフェルトの本を読んでいた。「われわれ」を二人称と書いた背後には、そういう事情があったのだろうと思う。本来ならこの発表でもクローンフェルトに触れることができればよかったのだが、時間の制約がそれを許さなかった。

そのかわりというのは変だが、この発表ではヴィクトーア・フォン・ヴァイツゼカーのことを大きく取り上げた。彼の書いたものは、その理論面での主著『ゲシュタルトクライス』（みすず書房、一九七五年）をはじめとして、これまでずいぶんたくさんの本をわたし自身の手で翻訳出版している。これを書いているいま現在も、京都と名古屋の二箇所で定期的にヴァイツゼカーの著書の読書会をもっていて、元気さえ続けば翻訳出版も考えている。

しかし、いかに彼の医学的人間学の思想に共鳴しているとはいえ、彼の「総代理店」になる気持ちはわたしにはない。彼には彼の、私には私の人生があり、思想がある。そして彼の人生と思想は、彼が生きていた二十世紀前半のドイツの社会と政治の風土から——ということは端的に言えばナチスの社会医学の風土から——切り離すことができない。彼は、ハイデガーとは違って、反ユダヤ人思想を一度ももったことがなかった。彼のフロイトとの真摯な交わりがそれを物語っている。

ところが丁度このシンポジウムが開催されていたころ、ドイツでは（そしてこういう話題には異常なほど過敏な日本でも）、ヴァイツゼカーが敗戦直前に神経科の教授職にあったブレスラウ大学で、同大学内の一施設に収容されていた重症先天性脳障害児の他施設への（「安楽死」を目的とする）移送を拒否しなかったというかどで、彼がナチスの優生学的な「T４作戦」に加担していたという非難の声が上がっていた。「安楽死」や「T４作戦」に関するヴァイツゼカーの戦後の証言を読んでも、この非難が不当なものだったことは間違いないのだが、「河合ブックレット」でわたしの発表が公刊された当時は、わたしもこの問題でかなり過敏になっていたのだろう。「あとがき」でわざわざこの「告発」に言及しているのは、そのためである。

二十年前の旧稿が思いがけなく文庫版で再刊されることになって、もちろん心底から喜んでいると同時に、つけ加えるべき何ものをももたないことを恥ずかしくも感じている。なによりも講談社学術文庫のかたがた、とりわけ本橋浩子さんにあつく御礼を申し上げたい。また、このシンポジウムを主催して、旧版のブックレットを出版していただいた河合文化教育研究所、旧版の分不相応な「解説」の転載をお許しいただいた野家啓一さんにも、改めて深い感謝の念を申し上げる。

二〇一五年七月　　京都にて

木村　敏

目次

Ⅰ　身心相関と間主観性

1　身心二元論を超えて

身心相関の問題、つまり「からだ」と「こころ」はどのように関係しあっているのかという問題を考えるとき、わたしたちは普通、あるひとりの人――たとえばわたし自身――の「こころ」がなにを意識し、体験しているかという心的経験の内容を一方におき、もう一方に、同じその人の「からだ」、とくにその人の脳が、そのときにどんな物質的あるいは生理的な状態にあるかについての仮説を立てて、この二つの事項のあいだの関係を問題にします。

たとえば、わたしが専門にしている精神医学から例を引きますと、「近所の人たちがぐるになってぼくをつけ狙っている」というような病的な被害妄想を抱いている人では、その人の脳の中の神経細胞どうしを結びつけている「シナプス」と呼ばれる場所で、ドパミンという物質が異常な活性状態になっているという仮説があります。あるいはまた、わたしたちがいい気分になって快感を感じるとき、わたしたちの脳の中でエンドルフィンと呼ばれる物質がいつもより多く分泌されるという仮説もあります。字を書くために手を動かそうと思えば手が動くといういわゆる随意運動も、空気の震動が鼓膜を動かして、そこから聴覚神経を伝わって脳に伝えられ、その結果すばらしい音楽に感動するという芸術体験も、やはりその人の身体と心の関係がもたらした結果と考えることもできるのです。

　その場合、身体のほうは、少なくともマクロの次元では目に見える物体でありますし輪郭もはっきりしていますから、「この身体、あの身体」、「この細胞、あの細胞」といういいかたに問題はありません。「わたしの身体、彼の身体」といういいかたにも、なんの不都合もありません。一方それと違って、心的経験には輪郭などというものがありません。目にも見えません。だから「この心、あの心」というようないいかたはできないはずです。ところがわたしたちはごく普通に、「わたしの経験、彼の経験」といういいかたを当然のように用いています。ここにひとつの大きな問題が隠されているのではないでしょうか。「わたしの身体」の個別性と「わたしの経験」の個別性とでは、「個別性」の意味がまったく違うのではないでしょうか。このように、それぞれ別の意味で個別的な「からだ」と「こころ」のあいだで、一対一の対応関係を論じるのは、問題の立てかたそのものが間違っているのではないでしょうか。

現在の自然科学的な身心論の大勢は、知覚、認知、言語、思考、記憶などの心的機能を脳のさまざまな部位の機能に還元しようとする方向にあります。たとえば、左脳の側頭葉のある部分が破壊されますと、言葉をしゃべったり理解したりできなくなります。そこで言語機能という心的機能は、左側頭葉にある言語中枢の機能だと考えられることになるのです。だとすると、さまざまな心的経験はすべて脳というハード機構のソフト機能だということになります。それはいわば、呼吸が肺というハード機構のソフト機能であり、消化が胃というハード機構のソフト機能であるのと同型です。わたしたちが生きていくためのさまざまなソフト機能が、身体というハード機構のおかげで営まれていることは、しごく当然のことであって、そこからはなにも難しい哲学的な問題など出てきません。

ところが、「肺呼吸相関」や「胃消化相関」が原理上格別に困難な問題を引き起こさないのと違って、身心相関のほうはデカルト以来の――もっとさかのぼって古代ギリシャ以来の、といったほうがよいでしょう――西洋哲学を一貫して流れているもっとも解決困難な問題のひとつとなっているのです。それはいったいなぜでしょう。それは、心的経験には単なる脳のソフト機能以上の、つまり脳というハード機構にはどうしても還元できない、なんらかの特別なありかたが備わっているからに違いありません。では、この特別なありかたとは一体なんでしょうか。

トマス・ネーゲルという哲学者が「コウモリであるとはどのようなことか[1]」という卓抜な論文を書いて、そのなかで心的な――つまり主観的な――諸現象を脳の客観的な物理的機構に還元するときの原理的な困難を次のように分析しています。(この論文の原題は、"What is it like to be a bat?"です。これはわたしたちがコウモリの身になってみたら、そのとき自分のありかたについてどんな心的状態を経験するだろうか、というぐらいの意味です。)

ネーゲルのいうには、意識体験の本質はその主観的性格にあるのだから、この主観的性格を取り残したまま還元するのでは正しい還元とはいえない。しかし主観的ということは個人的な、あるいは人間という種に固有の単一の視点と結びついているということであって、まさにこのことが客観性――客観性ということは単一の視点に拘束されないということです――をめざすという還元の理念と矛盾してしまう。たとえばコウモリの意識体験に関して、コウモリであるとは――人間にとってでなくコウモリ自身にとって――主観的にどのようなことなのかを人間が自由に想像できない以上、わたしたち自身の主観的な意識体験を脳の物理機構に還元することも同様に不可能だ、というわけです。

　ネーゲルがいうように、物理主義的還元とは客観性増大の方向への移行、いいかえれば個人に、あるいは人間という種に固有の主観的視点への依存度の減少を意味します。ところが心的経験の本質がほかならぬこの主観的視点への依存にあるのだとすると、心的経験に関するかぎり、このような還元はわたしたちの理解を現象の本質から遠ざけてしまうことになります。心的経験の主観性をそこなうことなく、しかも従来の身心二元論を克服した身心相関の理解をめざすためには、どのような方法に訴えればよいのでしょうか。

こうして身心相関の問題は、主観性の問題と、あるいは他者主観の理解という意味での「間主観性」の問題と、密接に関連してくることになります。

2　主観と主体

ここで「主観性」あるいは「主観」という言葉について、少し注意しておきたいと思います。「主観」という語は、普通の会話では、自分と他人に共通の――つまり客観的な――ものの見方に規制されない、自分独自の観点を指して用います。だから、普遍的な客観的真理を追究している科学では、多くの場合、主観的な判断は避けなければならないものとされています。

「主観」というのはドイツ語のズプイェクト Subjekt、英語のサブジェクト subject、フランス語のシュジェ sujet などの訳語です。これはラテン語のズブイエクトゥム subjectum に由来していますが、このラテン語は、さらにさかのぼればギリシャ語のヒポケイメノン hypokeimenon の訳語として作られたものです。ヒポケイメノンは「下に置かれたもの」の意味ですから、これは哲学的な用語としては「基礎にあるもの」の意味で用いられてきました。中世のスコラ哲学では、いろいろな性質や状態を担っている「実体」の意味で用いられ、むしろどちらかというと対象の側を指していました。この用法は、現在の英語で「研究対象」や「議論の対象」を指して用いられるサブジェクトの意味に残っています。一方ドイツでは、哲学者のカントが、わたしたちが対象——これは「客観」Objekt のことです——を認識する場合、わたしたちの意識はその認識の基礎となるような一定の先天的な主観的形式を備えていると考えましたので、それ以後、主観は客観についてのわたしたちの認識を統制している根本的原理という意味で理解されるようになりました。これが明治時代に日本に紹介され、西周《にしあまね》という哲学者によって「主観」と訳されたのです。

しかし日本の哲学がこの「主観」という言葉を後生大事に使い続けていたあいだに、本家本元の西洋哲学にはいくつかの新しい動きが出てきました。たとえばマルクス主義や実存主義です。この新しい思想は、人間がどのようにして客観的対象を認識するかという認識論を乗り越えて、人間はどのように世界に向かってはたらきかけ、それによって世界を変えて行くべきかというわたしたちの実践的行動を、もっとも重点的な問題として取り上げました。そしてこの行動主体を言い表すために、「主観」と同じSubjektという語を用いたのです。この場合にはこの言葉が、わたしたちの実践的な行動の「下に置かれ」、その基礎をなしている行為者という意味に用いられたわけです。

そのような行動主体を、認識の意味をもつ「観」の字のはいった「主観」という言葉で訳すことは、もはやできません。それに気づいた日本の哲学者が――だれが最初だったのかは知りませんが、西谷啓治が『根源的主体性の哲学』(2)(一九四〇年)にまとめたいくつかの論文あたりが一番古いのではないかと思います――同じこのズプイェクトを、今度は「主体」と訳すことにしたのです。その後、認識論の文脈では以前どおりの「主観」が、それ以外の存在論的・倫理的・実践的な文脈ではこの「主体」という訳語が用いられるようになり、現在は両方が適当に使い分けられています。

こうして、同じひとつの西洋語に、ときにはまるで正反対の意味で使われる二つの日本語が対応するという厄介なことになりました。「あなたの考えは主観的だ」というと、もっとみんなの意見を取り入れなくてはいけないという非難の意味が含まれますし、「あなたの行動はとても主体的だ」といえば、周囲の大勢に流されない自主性をほめていう言いかたです。「翻訳文化」の悲哀というべきでしょう。このような例は、哲学だけでなく自然科学にもたくさんあるのです。

このようにして、日本語の「主観」と「主体」はそれぞれまったく違った意味に理解されていますが、どちらの場合も認識や行為を行う個人の側の統一原理として用いられることには変わりがありません。認識や行動の当事者個人について、ほとんどその人の自我とか自己とかいうのと同じような意味で語られる概念だということができるでしょう。客観的な対象や世界が個人の意識にとって超越的であるのに対して、主観や主体は個人の意識に内在するということができます。

3　公共的間主観性と私的間主観性

二十世紀に入って、フッサール以来の現象学は、この主観／主体※を個人の意識に内在するものと考える見方から一歩を踏み出して、複数の主観／主体たちが共通の——つまり「客観的」な——志向対象を共有する「間主観性」の概念を生み出しました。それぞれの個人が周囲の人たちからかけ離れた自分だけの独善的な「主観」を振り回していたら、科学的な真理の認識はおろか、個人どうしの相互理解も不可能になるでしょう。また、めいめいの「主体的」な行動がどこかで共通の志向性によって統一されているのでなかったら、社会の秩序などは成立しません。わたしたちがそれぞれ個性をもった個人でありながら、認識の面でも行動の面でも他人たちと共通の基盤に立ちうるのは、めいめいの主観／主体をひとつにまとめて客観性を保証する「間主観性」のおかげだ、というわけです。

※前節で述べたように「主観」と「主体」は元来同じひとつの言葉でした。それを強調するために、ときどき「主観／主体」とか「主観性／主体性」とかの表記を用いることにします。しかし、全部をこう書くとあまりにも煩雑なので、多くの場合にはなるべく従来の慣習通りにどちらか一方で済ますことにしたいと思います。ただその場合でも、主観と主体は必ず表裏一体になっているということを忘れてはなりません。たとえば、「間主観性」はつねにかならず「間主体性」でもあるのです。

客観的な認識や行動は、それに参加する資格を備えたすべての人に対して開かれていて、一定の教育や訓練を受けさえすればだれでもその一員になることができるという意味で、「公共的《パブリック》」な認識あるいは行動です。だからそのような客観性の基礎となっている間主観性のことを、「公共的間主観性」と呼んでもいいでしょう。

これに対して、その後、とくにメルロ＝ポンティによって、それとは別の、いわばもっと「私的《プライベート》」な意味での間主観性が問題にされるようになりました。たとえば痛みの感覚、喜びや悲しみの感情などはとりあえず純粋にその当人だけにしか感じられない、私的な主観的体験ですが、これがごく親密な――「共生的」な――関係にある人どうしのあいだでは完全に共有されることがあります。子どもの怪我を目撃した母親が自身激しい痛みを感じるとか、親しい人たちのあいだでは喜びや悲しみが「伝染」するとかいうことは、だれでも知っている事実です。また、恋人どうしが互いの個別的経験の入り込む余地のない完全な一体感を共有するだけでなく、行動面でも申し合わせたような一心同体の（「間主体的」な）ふるまいを示すということもあるでしょう。

この種の共生関係における間主観性を「私的」と呼んだのは、それが関係者のみに分有されるもので、無関係な第三者の「公共的」な介入を許さないからです。教育や訓練によってこの私的な間主観性に参加することはできないのです。だからこれは、本来公共的なものである客観性とはなんの関係もありません。特別な間柄にある複数の個人だけが共有することのできる、あくまでもプライベートな世界なのです。

しかし、この拡大された意味での私的な間主観的経験が生じるのは、親子や恋人どうしのような例外的に親密な関係のなかだけではありません。それほど目立たないかもしれないけれど、それは実はあらゆる人間関係のなかでいつも見られるものなのです。もしわたしたちが各自の身体の個別性に目を奪われ、わたしたちの日常を支配している個の自己同一性の論理に引きずられて、事実を見誤りさえしなければ、わたしたちの一見個別的な主観的経験や主体的行動の背後にも、この私的間主観性がつねに働いていて、それがわたしたちの意識や行動に一種の「奥行き」を与えていることに気づくはずです。

つまりこの私的な間主観性は、後に立ち入って考察するように、人間という同じ種に属する複数の個体のあいだでは、特別な共生関係以外の場面でも、個体間の生命的連帯感の根底としていたるところで働いているものです。「公共的」な間主観性が純粋に意識の志向性のみに関わるものであったとすれば、これはむしろ複数個体が身体的に生を共有している現実に関わっているといっていいでしょう。その意味で、メルロ＝ポンティはこれを「間身体性」とも呼んでいます。

たとえば、哲学上のひとつの難問である他者認知の問題を取り上げてみましょう。これは、目の前に人間の形をした物体を見たとき、それがマネキンやロボットではない本物の他人であって、わたし自身と同様に「こころ」をもっていることがどうしてわかるのかという問題です。他者の主観性や主体性を経験できる根拠はなにかという問題だ、といってもいいでしょう。フッサール[3]は周知のように、まずその物体的身体の知覚がおこなわれ、それとわたし自身の身体や行動との類似が認知され、その後にはじめて「自我移入」という特別な作用によってその物体に「もうひとつの自我」が投げ込まれて、主観的／主体的な他者の認知が完了すると考えました。

しかしわたしたちがいま、非個別的・非各自的でありながらしかも私的な間主観性が、さきに述べたように、わたしたちの経験をつねに裏付けていることを承認するなら、この問題に対する答え方もまるで違ったものになります。目の前にある人間の形をした物体がもし実際に他人であって、主観／主体を備えているのなら、わたしがその人とのあいだで表面上なにひとつコミュニケイションをもたなくても、わたしの経験の「奥行き」としてのこの私的間主観性は、その物体の客観的知覚に伴ってつねに「暗黙のうちに」感じとられているのではないでしょうか。反対に、もしそれがマネキンだったら、それが人間でないという認識をわざわざ待つまでもなく、この「経験以前の経験」ともいうべき私的間主観性の感覚は生じないでしょう。

　ですから、目の前にある物体が人間なのかマネキンなのかの判断は、フッサールが考えたような知的、認識論的な構造に基づくものではなく、もっと直接的な、「本能的」と呼んでもよいような感性体験ではないのでしょうか。もちろん、わたしたち全員がおそらく何回か経験したことがあるように、精巧に作られたマネキンを生きた人間と見間違えることはありうるでしょう。「猿も木から落ちる」のたとえもあるように、本能だって失敗することはあるのです。しかし一般的にいいますと、人間には人間どうしを人間仲間として見分ける能力が先天的に備わっているのに違いありません。この能力は、たとえばイヌがイヌどうし、マスがマスどうしを同種の仲間として認知するという、生物が生きて行くために欠かすことのできない能力と、結局は同じ原理に基づいているのではないでしょうか。このような生物一般に共通する原理、生物としての人間にも先天的に備わっている同種識別の原理が、わたしたちの人間関係においても基本的な感覚として働いているはずです。この感覚のありかたを、わたしは「私的間主観性」と呼びたいと思うのです。

4　ヴァイツゼカーの「主観／主体」

このような意味での私的間主観性は、公共的間主観性が複数の主観的経験や主体的行動のあいだで、いわば二次的に——まずは複数の主観／主体があって、次にそれらのあいだの関係として——成立する関係態であるのに対して、むしろ「あいだ」そのものが個別の主観／主体から独立した独自の主観性／主体性をおび、それ自体がある意味で独立の主観／主体として働いているような事態と見ることができます。しかし、「あいだ」そのものが主観性／主体性をおびているとか、「あいだ」そのものが主観／主体であるとかいうのはどういう意味なのでしょう。

さきほど、「主観」の語も「主体」の語も——といってもこれは両方とも西洋語では同じひとつの Subjekt/subject なのですが——個人それぞれの意識や行動について語られることばだということを申しました。だからこれが複数の個人のあいだにひろがったときには、「間主観性」とか「間主体性」とかのいいかたになるわけです。

ところが、これとまったく違った主観／主体概念の用法を——少なくとも暗示的に——提示したのが、二十世紀前半にドイツで活躍した神経科医・哲学者のヴィクトーア・フォン・ヴァイツゼカーなのです。このヴァイツゼカーという人は、「こころ」と「からだ」、主観と客観、知覚と運動などを明確に分けて考える伝統的な二元論に強く抵抗して、これらはすべて人間が生きものとして生きているという根本的な事実が一見別個の現れかたをしたものにすぎないということを主張した人ですが、彼はたとえばこういいます。

古典的自然科学の問題形式が「認識が客観を認識する」だったのに対し、新しい問題形式は「一つの自我《イッヒ》がその環界《ウムヴェルト》に出会う」である。ここで「自我」と物的現象とのいっさいの混同を排除するため、まだ物的現象との結びつきを残している自我の概念から、それと環界との対置の根底をなす原理を取り出してこれを

「主体《ズプイエクト》」と呼ぼう。（『ゲシュタルトクライス』(4)、邦訳二七五／六頁）

なお、ヴァイツゼカーという人は認識よりも行動のほうに重点を置いていた人ですから、彼がSubjektというときにはどちらかというと「主体」と訳しておいたほうがいいでしょう。

これだけだと一見、「自我」という「もの」的・存在者的な概念から、それが環境世界と出会うという出来事を根底的に可能にしている条件として、「主体」という「こと」的・存在論的な原理を抽出したもののように読むことができます。その限りでは、この「主体」はなお自我の側で構想されているといえるでしょう。「自我」というのはいうまでもなく、個人についてのみいわれることばです。だからこれだけを読むと、ヴァイツゼカーのいっている「主体」とは、自我をまわりの世界から際だたせている、個人に内在する原理だと解することもできるわけです。

しかし、この主体と密接な関係にあるヴァイツゼカーのもうひとつの鍵概念「相即《コヘレンツ》」Kohärenzのことを考えあわせると、事態はそれほど単純ではなくなります。彼が「相即」と呼んでいるのは、生きものがその生存を保持するために、知覚と運動の両面を動員して環境世界とのあいだで保っている接触のことです（同四二頁）。有機体自身もその環境世界も絶え間なく変化していますから、この相即は絶えず繰り返し中断されることになります。しかしそのたびに、それに代わる新たな相即が樹立されて、生きものと環境世界との接触がひきつづき保たれることになります。そうでなければ生きものが生きてゆくことはできません。この相即の中断のことを、ヴァイツゼカーは「転機／危機《クリーゼ》」と呼んでいます（同二七三頁）。本来「クリーゼ」というのは、当事者の存亡を賭けた決断のときという意味です。転機と呼ばれるこの危機的な瞬間に、主体はその連続性と同一性をいったん放棄します。そこで再び新しい相即を樹立しなおすために、有機体の内部になんらかの機能の組み替えが生じないかぎり、主体は破滅せざるをえません（同二七五頁）。

これは要するに、外部的な観点から見て「相即」と呼ばれるような事態が、それによって生存を保っている当事者である有機体の側から見れば、「主体」と呼ばれるということではないのでしょうか。主体は、環境世界との相即が保たれているかぎり、主体として存続することができるのです。そのように考えれば、ヴァイツゼカーのいう主体とは、それ自体、生きものと環境世界との接触現象そのもののことであり、有機体とその環境との「あいだ」の現象のことだと理解することができます。

アリストテレス以来の西洋哲学におけるヒポケイメノンあるいはズブイェクトゥムは、それがスコラ哲学における実体の意味であれ、カント以来の超越論的主観の意味であれ、実存哲学やマルクス主義における実践主体の意味であれ、いずれもわたしたちの世界経験を可能にする根底的な原理のことでした。ヴァイツゼカーのいう相即としての主体も、この意味から外れていません。ただそれは、わたしの解釈によれば、従来のドイツ哲学における主観／主体の概念と違って、主体の個人内在性を前提としてはいません。ヴァイツゼカーの構想した主体はむしろ、認識し行為する個体からいえば「外部」であるところの、世界との接触箇所にまで出立《しゅったつ》しているのです。

この点と密接に関連して、ヴァイツゼカーの主体概念のいま一つの特徴は、それが従来の主観/主体概念と違って人間の意識というものを前提にしていない点です。ヴァイツゼカーは次のように言っています。

心的ということと主体的ということの同一視を捨てなくてはならない。［……］意識のない有機体でも、その時点でこれという心的内容を体験していない有機体でも、主体として環界とかかわっている。（同二七七頁）

心的活動や意識を主体性の概念から排除することによって、ヴァイツゼカーの主体概念は、たとえば睡眠中の人や自己意識形成以前の赤ん坊などはいうにおよばず、人間以外のすべての生物、それも随意運動の可能な動物だけでなく、植物から単細胞生物にまで拡大して適用できるようになりました。すべての有機体は、環境世界との接触を保ってそこに相即を成立させているかぎり、その接触箇所において主体として生きているのです。

こうしてヴァイツゼカーの主体概念は、生きものが生きているという事実から切り離すことができません。生きているということは、一定の物質的組成を持った物体が「生命」と呼ばれる活動のうちに身をおき、生命に根ざしている、ということです。それは、認識したり実践したりするということそれ自身が、すでに生命に根ざした行為だからです。しかしこの「生命」と呼ばれるものがいったい何であるのか、それを客観的・対象的に認識することはできません。生命とは「もの」ではないからです。生きものが自らの根拠であることの認識不可能な「生命」に根ざしているありかたを、彼は「根拠関係《グルントフエアヘルトニス》」と呼んでいます。そしてこの根拠関係――これは「根拠への関係」であると同時に「根拠的／根本的な関係」でもあるでしょう――こそ、生きものを主体たらしめている「主体性」のことなのだ、と彼はいっています（同二九八頁）。わたしたちはこのヴァイツゼカーの命題を敷衍《ふえん》して、すべての生きものが生きている根拠である「生命そのもの」と個々の生きものとの関係、あるいは両者の差異こそ、生きものを主体たらしめている主体性なのだ、といってもいいでしょう。個々の有機体と、すべての有機体にとって共通の「生命一般」との、そのいわば境界において、主体性が主体を成立させているのです。

5　境界はどこか――個体と集団

ところで、「生きている」といえるのは個々の有機体だけではありません。すべての生物はさまざまな規模の群れを形成して、共同で、あるいは集団で生きています。そしてこのことは、鳥類や魚類、あるいは整然とした「社会」を形成するアリやミツバチなどの昆虫だけにいえることではないのです。自然に生育する植物でも、やはり同種個体が寄り集まって群生しています。それと同じように人間も、社会・共同体・家族などの集団を形成して生きています。

これらの生物群を観察すると、個々の個体が各自の有機体のそれぞれ特殊な事情に従って、それぞれの環境とのあいだで個別主体的な行動（たとえば性活動や摂食行動）を営んでいるだけでなく、群れ全体としても全体的な環境とのあいだでつねに相即を保ち、「集団主体的」ともいえるような統一的な志向性に基づいた行動を営んでいることがわかります。人間の場合、これはえてして権勢欲と結びついて、ファシズムやナショナリズムのような全体主義への方向をとりやすいし、もっと無統制な群集心理の暴発の形を取ることもありますけれど、一方では今回の大震災※で見られたようなうるわしい相互扶助の形を取る場合もあります。また、個人がそこで集団全体の志向性にすっかり同調し、それに身を任せてしまう場合も、意識的・自覚的に反体制的な行動を選ぶ場合もあるでしょう。しかしいずれにしても、個人のそのつどの行動を支配している志向性がどの程度までそれぞれの個別的主体性に由来し、どの程度まで全体の集団的主体性に由来するのか、それを明確に判断するのは大変むつかしいことです。

※これは一九九五年一月一七日の阪神・淡路大震災を指していますが、二〇一一年三月一一日の東日本大震災についても同じことが言えます。

集団的な群れが一つの全体的な主体として生きているという場合、この主体が主体として成立する場所、つまり——ヴァイツゼカー的にいいますと——この群れ全体がその環境と接触し、環界との「相即」を保っている場所はどこなのかという問題が生じてきます。複数個体の群れは、単一個体のような物理的な輪郭を備えていません。群れ全体とその環境との境界をどこにひいたらよいのか、という問題が生じてきます。

しかし単一個体の場合でも、少し考えてみればわかるように、環界との境界を単純に物理的表面と考えることはもちろんできません。わたしたちは外界との知覚的な相即を、網膜や鼓膜、あるいは皮膚表面で保っているわけではありませんし、栄養面での相即を口や胃腸の粘膜で保っているわけではありません。外部からの感覚刺激がそういった身体表面で主として感受されることは確かですが、そこから神経繊維の伝達によって脳がその情報を受け取り、わたしたちの「こころ」が、これまでの記憶や経験、それといつのまにか自分の身に付いた「好み」のようなものをそれに加えあわせてこの情報を処理する、そういった複雑な過程全体が適切にはたらいて、そこではじめてわたしたちと世界との相即が成立するのです。

わたしたち人間の「こころ」のことはしばらく措《お》いて、生物一般の話にかぎってみても、個々の生物個体のどのような知覚、どのような行動に際しても、全身のすべての細胞がなんらかの仕方でそれに参加しています。いってみれば生物が身体として存在しているというそのことが、身体全体のレベルでも器官のレベルでも細胞のレベルでも、そのまま生物と環界との境界を形成しているわけです。

それだけではありません。生物にとって環界といえるのは、外部世界だけではないのです。有機体の内部状況も、いわゆる「内部環境」の形で相即の対象となります。生物が外界から栄養を取り入れるのは、餌が眼に見えたからというよりもむしろ、空腹が感じられるからなのです。主体を維持するための相即は、餌の捕獲に際してだけでなく、それ以前に自分の身体の内部状況に対しても保たれなくてはなりません。

人間の場合にはさらに、精神分析のいう意識・無意識・前意識をすべて綜合した「心的装置」の全体が、あるいは生活史の意味での個人や共同体の歴史全体が、それとの相即においてのみ主体がその主体性を保ちうる環境として働いています。こういった生活史の全体は、外から入ってくる情報を処理するときの処理機構としてもはたらきますし、感覚情報といっしょに処理しなければならない情報として個体を拘束してもいるのです。

だから、さっきお話ししたように主体は主体として成立するために世界との境界に向かって出立しなければならないのですが、実はこの「境界」というのは主体それ自身の存在のことなのです。そしてこれとまったく同じことが、複数個体によって構成される集団的な群れについてもいうことができます。群れの全体がその外部環境や内部環境――群れの内部環境としては、なによりもまずその群れを構成している各々の個体を考えなくてはなりません――と接触している境界のありかとは、実はその群れそれ自体の存在に他ならないのです。

あるものが、そのものそれ自身と、それではないもの（環境）との境界――つまりそれ自身と環境との区別の生じる場所――である、抽象的ないいかたをすると「AはAと非Aの境界あるいは区別である」というのは、わたしたちがふだん慣れ親しんでいる論理形式からいうと非常に奇妙に聞こえます。わたしたちの通常の思考は、AはA自身と等しく（同一律）、Aは非Aではなく（矛盾律）、Aでも非Aでもないようなものは存在しない（排中律）というアリストテレス論理学の三大原則によって支配されています。だから「AはAと非Aの境界あるいは区別である」という「非アリストテレス的」な論理は、大変にわかりにくいのです。しかしこの論理は、実は生命を扱うすべての場面で重要な役割を果たしています。生命現象は熱力学の第二法則（エントロピー増大の法則）を破るということがよくいわれますが、それだけでなく、アリストテレス論理学をも破っているのです。生命の世界では、「主体」とは主体それ自身と主体でないものとの境界あるいは区別のことなのです。主体のこの論理――ヴァイツゼカーの言葉を借りれば「反論理」――が、生命論の全体を基礎づけています。

同種複数個体の群れにおいて、環境との境界がその群れの存在それ自体だとすると、群れを構成している各個体は、やはりその個体それ自身であるところの境界で環境との個別的な相即を保つことによって、群れ全体の環境との相即に参加し、群れ全体の集団的主体性を分有していることになります。各個体は、集団の構成員として集団的な主体性を生きるのと同時に、各自の個別的主体性をも生きています。ですから個々の主体は、それ自身がそれ自身と環境――この場合、同じ群れに属している自分以外の個体は、もちろんその個体主体にとっての環境の重要な構成分となるのですが――との境界であることによって、いわば二、重、の主体性を生きることになります。

主体と主観は別のものではありません。さきにわたしたちは他者認知の問題に触れて、目の前に知覚している人間の形をした物体が、もし実際に人間であり主観を有しているのなら、そこにかならず私的な間主観性が、経験の「奥行き」としてはたらいている、そしてそれがマネキンやロボットでなくて人間仲間であることが、いわば本能的に識別できるはずだと言いました。そこで仮定した「私的間主観性」とは、実はここで導き出した同種複数個体の集団的主体性のことに他ならないのです。集団をひとつにまとめて集団と環境との境界を形づくっている集団的主体性が、その集団の個々の成員の主体性／主観性と重ね合わされるかたちで、つまりその奥行きとして生きられる場合、それが私的間主観性という意味をおびてくるのです。いいかえれば、特殊人間的な——つまり人間以外の生物ではその存在が証明されていないような——志向意識の構造として、わたしが私的間主観性と呼んだものから、その特殊人間的な性格を捨象すれば、生物一般について妥当する集団的主体性のことになるのです。

6　主体的身体

　わたしたち人間の特殊人間的な自己意識では、「自己」はつねに私的間主観性の奥行きを伴って経験されています。個別的な主観性／主体性を裏打ちしている集団的な主観性／主体性が、私的間主観性というかたちで、わたしたちが心的経験と呼んでいるものの根底につねに潜んでいるのです。しかしこの私的間主観性は、同じ一つの共同体を構成する複数の個人によって分有されているものですから、それは自他の区別、自己の独自性を否定するような方向ではたらきます。一方、各自の個別的主観性のほうも、もしそれがそのつどの外部環境、内部環境の物理的・生理的な事情のみによって規定されているものだとすれば、自己と他者を絶対的に区別する自己の独自性がそこから出てくるとは思えません。人間的自己の最大の特徴である「各自性」――わたしはいつも、ほかならぬこのわたしであるということ――

は、他の生物種には見られない特殊人間的な自己意識の作り出したものであるに違いありません。

人間の心的経験の主要な部分をなしているのは、対象を意識の上で思い浮かべる表象作用です。表象作用は、英語ではrepresentationといいますが、このリプレゼンテイションというのは「ふたたび現前させる」という意味です。つまり表象作用とは、現在目の前に知覚されていない、非現前の対象をふたたび現前させる「再現前」の作用なのです。この表象的再現前によって過去と未来が現在のなかに取り入れられ、それによって時間が一本の連続した流れとなり、そこではじめて「歴史」ということが成立するわけです。

人間の自己意識は、自分の存在がそのつど一回きりのもので厳密な意味での繰返しは不可能だという「一回性」、自分は全宇宙にただひとりしかいないという「唯一性」、自分の存在は他人と取り替えることができないという「交換不能性」などの特徴を伴っていますが、それはこの自己意識が、他人と絶対に共有不可能な歴史によって裏付けられているからです。遺伝的に同一とみなしていい一卵性双生児のそれぞれが、明確な自己意識で自分と相手との相違を強調するのは、彼らが二つの個体に分離して以来、それぞれ歩んできた歴史がけっして重なりあわなかったからに他なりません。人間的自己とその心的経験を、このような歴史的同一性を捨象して概念化することはできないのです。

しかし、これはあくまで特殊人間的な特異性です。人間以外の多くの生物がこれと同じような歴史的自己意識をもっている可能性は——事実の確認が不可能である以上、単なる推測にとどめておく以外ないのですけれど——ひとまず除外しておいてもいいでしょう。この前提にたつかぎり、生物一般が現在の時点において環境とのあいだで営んでいる「主体的」な行動は、個別主体的な志向性と集団主体的な志向性の複合のみによって構成されているものとみなすことができます。

もちろん一般の生物でも、その行動が過去の経験からの制約を受けないなどということはできません。生物はその成長と成熟に伴って行動様式をどんどん変化させるでしょうし、以前経験したなんらかの重大な事件はかならずその痕跡を残して、現在の行動に影響をおよぼすでしょう。また、近未来の先取は生物が環境の変化に即応して行くためにまずもって必要なことで、生物の行動の本質をなしているといわねばなりません。しかしこのような過去や未来による現在の構成が、「歴史」として自己意識の本質を形成するのは、おそらく人間だけだろうと思われます。

人間という特殊な生物の社会生活では、自己が「わたし」であるという歴史的個別性についての意識が圧倒的な重要性を持っていて、一般の生物種たちと共有している二重主体性、つまり個別主体と集団主体との複合は、この特殊人間的な対他的自己意識の下に完全に埋没しています。しかしそれは意識下に埋没しているだけで、そのはたらきが消滅したわけでも、弱まってしまったわけでもありません。そもそも、地球上に生命現象が出現してから数十億年の歴史のなかで、現在の人類が誕生したのはわずか数万年前のことでした。また現在の地球上を見ても、人類以外に莫大な数の生物種が生存していますし、それらの個体数は人間の数を天文学的に上回っています。生物の一種としての人間は、特殊人間的な特性がその意識をほぼ完全に覆いつくしているとはいえ、その意識の深層においては、あるいはその身体的現実においては、他種の生物たちとの共通点をそっくり残しているはずなのです。生命を論じる場合、特殊人間的な先入見に左右された人間中心主義的な見方は、なによりもまず排除しなくてはならないものなのです。

身心相関の問題を理解しようとすれば、それを特殊人間的な「意識・脳相関」あるいは「知能・脳相関」の問題に限局してしまうのでなく、われわれの身体存在そのものに備わっているヴァイツゼカー的な意味での主体性／主観性を直視しなければなりません。「自己」というものは、ニーチェもいっているように、精神よりも偉大な理性である身体の中に住みついているのです。そして身体は、口では「わたし」といわないけれど、「わたし」を行為しているのです（『ツァラトゥストラはこう語った』第一部「身体を軽蔑するものについて」）[5]。わたしたちの「からだ」そのものが、物質的・機械的な物体としての身体と、わたしたちが環境とのあいだで営む相即的・適応的な行動との境界として、わたしたちの「こころ」なのです。デカルト以来の身心二元論を、唯心論の方向へでも唯物論の方向へでもなく、主体的身体という考えのほうへ向かって乗り越えること、これが新しい人間学のパラダイムとなることでしょう。

Ｉ（注）

(1) ネーゲル『コウモリであるとはどのようなことか』永井均訳、勁草書房、一九八九年、二五八―二八二頁。

(2) 西谷啓治『根源的主体性の哲学』西谷啓治著作集（第一期）第一、二巻、創文社、一九八六／八七年。

(3) フッサール『デカルト的省察』船橋弘訳、中央公論社、世界の名著51、一九七〇年。

(4) ヴァイツゼッカー『ゲシュタルトクライス』木村敏・濱中淑彦訳、みすず書房、一九七五年。引用に際して、部分的に邦訳を変更した（以下も同様）。

(5) ニーチェ『ツァラトゥストラはこう語った』薗田宗人訳、ニーチェ全集第一巻（第Ⅱ期）、白水社、一九八二年、五一／五二ページ。

II

人間学的医学における生と死

1 「生きている」というアクチュアリティ

医学は、それが医療の学であろうとするかぎり、不可避的に人間の生命、あるいは生に関わらざるをえません。生きようとする意志、よりよい人生を生きたいという欲望、そして少なくとも当面、できることなら永遠に死を回避したいという願望、こういった目的意識と価値意識が、医療という行為を——おそらく人類発生のごく初期から——生み出し、やがてそれを医学という学問として発展させてきました。

これはなにも肉体的な生命にかかわる身体医学にかぎったことではありません。わたしが専門にしている精神医学でも同じことがいえます。精神科のほとんどの病気は、そのまま放置しても——自殺という重大な例外を別にすれば——それが死につながることはありません。しかしそのかわりに、「生活」あるいは「人生」という意味での生が深刻な問題になってきます。多くの神経症はその症状のためにその人の生活を苦痛に満ちたものにしてしまいますし、精神病のために家庭生活や社会活動から脱落を余儀なくされるということは、たんに人生を台無しにするだけではなく、とくに近代文明社会の外部では、やはり窮極的には「死」を意味するでしょう。

しかし、現代の自然科学的な医学は、はたしてほんとうの意味で生にかかわっているのでしょうか。現代の医学は、個々の器官、個々の細胞、個々の分子レベルでの生命活動に対して、この上なく精密な研究をおこなっています。しかしそれが明らかにしようとしているのは、生命物質の物質的な生命機構にすぎないのです。ですから必然的に、病気はすべてこの生命機構の異常あるいは障害に還元され、この障害を取り除くことが医学の使命として要請されることになります。わたしたちが「生きている」という事態は、はたしてこのような自然科学的な手法で物質的生命機構に還元されうるものなのでしょうか。

わたしはいま、目的意識と価値意識が医療と医学を成立させたと言いました。目的論と価値観、この二つは、客観的であることを至上命令とする自然科学が一貫して拒否してきたものです。ということは、医療と医学はその誕生のはじめから、いわばその「母斑《あざ》」として、自然科学との不協和の刻印を帯びていたということではないのでしょうか。生と死の問題を除外した医学などというのは根本的な形容矛盾でしょうし、生と死の問題を反目的論的・没価値的な自然科学の枠内で論ずるのは、場違い以外のなにものでもないでしょう。生と死の問題に触れるとき、医学をその生誕以来ひそかに養い続けてきた隠れた哲学、つまり生の目的と価値をめぐる思索が、はじめてその姿を明るみに出すのです。

彼自身医学者でもあり哲学者でもあったヴィクトーア・フォン・ヴァイツゼカーは、「生命そのものは決して死なない。死ぬのは個々の生きものだけである(1)」といいました。この「生命そのもの」とはなんでしょう。

地球上に生命が発生して以来の数十億年に、無数の生物個体が生まれ、一定の時間を生き、そして死んでいきました。個々の個体だけではありません。多数の種が誕生し、死滅しました。生物の進化はそういった不連続によって構成されています。しかし、最古の生命体以来現在のわれわれに至るまで、すべての生物は「生きて」きました。あるいはまた、視点を歴史的・通時的な次元から空間的・共時的な次元に移すなら、現在の地球上に棲息しているあらゆる生物は、単細胞生物から高等な動植物に至るまで、すべて「生きて」いるのです。この「生きている」ということは、たんなる抽象的な普遍性ではありません。それは個々の生きものが、生殖を通じて子孫に手渡してゆく「生命の基本的な現実（アクチュアリティ）」なのです。ですからそれは、実在（リアリティ）としての進化や生態が帯びている「不連続性」の埒外《らちがい》にあるわけです。「生きている」というアクチュアリティのこの「非・不連続性」※、それをヴァイツゼカーは「生命そのものは決して死なない」と表現したのです。

※個体の生命の「不連続性」に対して、「生命そのもの」を「連続的」と表現することは適当ではないでしょう。そこには連続的に持続するなにものも存在しないからです。連続・不連続というのは、実在の存在者についてのみ語りうる概念です。「生命そ

のもの」は実在（リアリティ）ではなく、「生きている」という現実（アクチュアリティ）として捉えなければなりません。それで窮余の策として「非・不連続」などという表現を使いました。このリアリティとアクチュアリティという二つのカテゴリーの重要性については、のちに立ち入ってお話しすることにしたいと思います。

「けっして死なない生命そのもの」の非・不連続性に対して、「個々の生きもの」のもつこの不連続性を、通時的な次元で「死」と呼ぶとするなら、同じ不連続性は共時的次元では「他」と呼ばれることになるでしょう。ここではこの「他」は、人間的「他者」だけでなく、自分以外のあらゆる生きものを含んでいます。こうして、ある意味で「死」と「他」は等価だといえます。共時的観点で視野に入ってくる自分以外の生きものに自分自身の「死」と「復活」をみるような精神構造が、いわゆる「輪廻《りんね》」の思想を生んだと考えることもできます。

この「生きること」あるいは「生きていること」そのもの Leben als solches を、「生きているもの」Lebendes を見るのと同じ視点からみて、意識の対象として——ノエマ的に——構成することはできません。それはちょうど、ハイデガーが[2]「あるということ」としての「存在そのもの」Sein als solches を、「あるもの」としての「存在者」Seiendes から区別して、これを「存在論的差異」と呼んだのと同じ事態です。わたしたちの周囲に、あるいは意識の中に存在しているのは、机だったり山だったり、あるいは幼いころの思い出だったりしますが、それらはすべて「存在者」です。それらの存在者が存在しうるのは、それらがわたしたちの内部あるいは外部のどこかに「ある」からなのですが、この「ある」ということそれ自体は、実はここにあるとかあそこにあるとかいえるものではないのです。存在そのもの、あるということそれ自体は、存在者としてはどこにも存在していません。

それと同様に「生命そのもの」も、生きものとしてどこかに生きているものではありません。生きているといえるのは、個々の生きもの、あるいは複数の同種の生きものによって構成されている「種」だけなのであって、「生きているということ」が地球上のどこかに生きているわけではありません。だからそれは死ぬこともありません。それを、ある不思議な生命的実在であるかのように、あるいはなんらかの存在者であるかのように考えたり、それをリアリティとして認識しようとしたりするところに、いわゆるアニミズムや神秘主義の落とし穴があります。生命そのものは、あらゆるアクチュアリティ※がそうであるように、対象的認識作用を絶対的に超えています。

※アクチュアリティ actuality というのは、英和辞典を引いてみると「現実」「現実性」などの訳語がまず出てきますが、それと同じ訳語をもっているリアリティ reality と比べると、ひとつの非常に顕著な特徴によってそれとは違った意味をおびていることがわかります。つまりアクチュアリティには、リアリティと違って、「現在」とか「目下」とかの時間的な意味が強いのです。アクチュアルという言葉は、「行為」「行動」を意味するラテン語の actio（英語では act）から来ていて、現実に対して働きかけている現在進行中の行為、あるいはそのような行為を触発している現実に関していわれる言葉です。これに対してリアリティのほうは、やはりラテン語で「もの、事物」を意味する res から来ています。ということは、それは主として対象的に認識可

能な事物側の事実存在（実在）を表すわけで、認識が完了して事実が事実として確認されなければリアリティとはいえません。ただ、一般に使われている用法では、リアリティの中にときどきアクチュアリティが混じり込むことはあるようです。たとえば、遠く離れた出来事といまここでの観察との同時性を表す「リアル・タイム」などという言いかたが、そのひとつの例でしょう。

しかしわたしたちは、認識対象に理性の光を当ててこれを照らし出そうとする通常の認識、プラトン以来西洋の認識論を支配し続けてきた知覚ないし表象とは違った、もっと「非理性的」ではあるけれど、ある意味ではもっと確実な――「体感的」と呼んでもよいような――感知のしかたを知っています。目の見えない人が全身で周囲の情勢を感じとり、それによって確実に世界を捉えているように、この身体感覚はわたしたちの実践的な行為や行動と切り離しがたく一体となって、通常の認識が対象化しえない世界の「肌理《きめ》」、世界のアクチュアリティをわれわれに教えてくれます。西田幾多郎[3]が「行為的直観」と呼んだものは、「直観」という依然として視覚優位の用語の不適切さを別とすれば、ほぼこの非対象化的・非ノエマ的な体感を指しているものとみなしてよいでしょう。

行為的直観あるいは身体感覚によってわたしたちが捉えている世界の姿が、対象から一定の距離をとって光の媒体のもとでこれを見る理性的認識よりも確実なのは、それがそれ自体、われわれの「生」そのものに直結しているからにほかなりません。この「確実さ」は、科学が理想としているような精密さからはほど遠いものです。それはむしろ、それによってのみわたしたちの生命が保証され、生存が安全になりうるような、実践的な確実さです。その原型は、アメーバが直接に環境と接触し、その原形質を移動させることによって、環境との接触面で有益な物質を摂取し、有害な物質を回避する行動に見ることができます。もっと複雑化した動物の行動も、つねにそのつどの感覚と一体になって、ひたすら「生きる」という目的のみに向かって方向づけられています。脳や神経系統、とくに感覚器官の高度に発達した人間のような動物でも、その例外であってよいはずがありません。

人間の場合には、やはり高度に発達した「自己意識」と呼ばれる能力のために、この生存への方向づけそれ自体も経験可能となっています。ただ、わたしたちの経験があまりにも豊富な対象知覚によってすみずみまで満たされているために、対象知覚とはまったくその様態の違うこの生命への方向づけそのものについての経験は、いわばそれらの対象知覚にまぎれ込み、そのなかに埋没していて、通常はそれとして取り出すことができません。なんとか取り出そうとしても、それはたちまち意識内の表象対象に姿を変えてしまうのです。この意識化による変質をまぬがれるためには、意識の「ノエマ面」すなわち意識対象の面に向けられた注目を一時停止して、その「ノエシス面」すなわち意識作用の面それ自体を注意深く感知する必要があります。つまり「意識されたもの」だけに注目するのではなく、「意識するはたらき」それ自身をさらに意識するような、一段高次の意識をはたらかせる必要があります。そうすればこのノエシス面の感触は、上に述べた直接的・体感的な感覚として、あるいは西田のいう行為的直観として、わたしたちの経験の重要な一部になっていることがわかるでしょう。

2　環境との「相即」——生きることの本質

個々の有機体の生存は、それが環境世界との接触を維持しつづけているかぎりでのみ保持されます。しかしそれは、有機体が環境と一体化して区別がつかなくなってしまうということではありません。もしそんなことになったら、その瞬間にその有機体は死んでしまっているということになるでしょう。生きものが生きているということは、それが環境世界からはっきりと独立していながら、しかも環境世界との接触を失わないということです。生きている有機体と環境世界とのこの不即不離の相互関係のことを、ヴァイツゼカーは「相即《コヘレンツ》」と名づけたのです。有機体が周囲の環境から栄養を取り入れるのも、地球という重力の場のなかで全身の平衡を保つのも、生存にとって利害関係のある外界の変化を知覚し、それによって自分の運動を調節するのも、生殖によって子孫を増やすのも、すべて環境世界との相即によって可能となることなのです。

さて、このような相即が維持される場所とはどこなのでしょうか。環境世界との「接触」はどこで営まれているのでしょう。接触ということをリアリティとして観察するならば、それはたとえば目や耳などの知覚に関しては感覚器官ということになるでしょうし、呼吸に関しては肺細胞、栄養の摂取に関しては消化管の粘膜であるといえるでしょう。しかし有機体全体の個体としての生存は、これらの個々の部分的相即を全部寄せ集めて、はじめて成立するものではありません。むしろこれらの各器官の相即は、有機体の全体と環境世界の全体とのあいだに、そのつど現在進行形のアクチュアルな相即が維持されていることによってのみ可能となり、有機体がその生命を失えばそのはたらきを停止するのです。また、たとえば下肢の伸筋の機能が、その人がどんな地形を歩くかによって違ってくるという例でヴァイツゼカーが示したように(4)、有機体全体の相即のありかたに応じて個々の器官の相即も大きく変化します。有機体全体と環境世界とのアクチュアルな相即が営まれる「接触面」は、けっして個々の生命機能の営まれる身体表面ではありません。相即の場所を物理空間的なリアリティとして、実在の「境界面」のかたちで設定することは不可能なのです。

この問題を理解するために、いささか唐突ですが音楽の世界からひとつのモデルを借りて考えてみましょう。わたしは自分でも少し音楽をやるものですから、音楽の出来事がわたしの発想の源泉になることが多いのです。

音楽というものは、さまざまな楽器や声によって鳴らされる多くの音の組み合わせから成り立っています。その場合、それぞれの音が次の音に向かって進行する移動も、音と音のあいだにはさまれる空白の隙間も、ひとつひとつの音と同様に重要な音楽の構成要素となっています。音楽をわたしたちにとって意味のある出来事として成立させているのは、個々の音であるよりもむしろ、音どうしのあいだの関係であり、それぞれの音がどのようにしてその周囲の音たちと「相即」しているかなのです。音楽の本質は、音と音とのあいだにある、ということができるのです。

たとえばわたしたちの多くが親しんでいる西洋音楽では、ドレミファソラシドという音階の七番目の「シ」の音は半音上の「ド」の音に流れ込み、そこで安定しようとする強い傾向をもっています。ですからこの「シ」の音は、音階の調性をきめる「主音」であるところの「ド」を導く音という意味で、「導音」と名づけられているのです。これをそのまま「ド」に向かわせて、その局面での安定をえさせるにせよ、それを別の音に向かわせて不安定な動きの効果をねらうにせよ、いずれにしても導音のもっている上昇傾向を無視して調性音楽は成立しません。

この場合、「シ」が「ド」へ向かう上昇運動が生じているこの二つの音の「接触面」はどこにあるのでしょう。それは楽譜上の音符の隣接によって表記される空間的な接触とはなんの関係もありません。「シ」の音が鳴り終わった瞬間に、それと次の音との境界線上で突然上昇傾向が生じて、それが「ド」に進むわけでもありません。「シ」はそれが鳴り始めた瞬間から、すでに「ド」への明確な動きを伴って鳴り続けるのです。それはそれ自体の「なか」に「ド」との差異と関係を含むことによってのみ、「シ」としての同一性を保ち、それによって「シ」であるということができるのです。つまりこの「シ」から「ド」への移行そのものをこの二つの音の「境界」と呼ぶとすれば、「シ」の音の存在それ自体が「ド」の音との境界となっているわけです。

いわゆる調性音楽を構成するすべての音は、このようにしてそれぞれが他の音との関係を「内在」させ、その音自身が他の音との境界であることによってはじめて、音楽全体のなかでしかるべき位置と意味を与えられるのです。この事態は、Aと非Aの差異と関係そのものがAをAとして成立させるという、あるいは、Aはそれ自体Aと非Aの差異もしくは関係であり、Aと非Aの境界であるという、「非アリストテレス的」な論理のかたちで表現することができます（本書四三頁参照）。そしてこの論理構造は、ハイデガー[5]が彼のいう「存在論的差異」の構想のなかで、「存在それ自体」と「存在者」との差異こそ「真の存在」だと考えた存在論的な構造と同型なのです。

これとまったく同様に、あらゆる生きものはその周囲の環境と接触し、他の個体たちと接触することによって生命を保っています。生きものの存在の意味は、生き続けること、生命を保つこと以外にはありえません。この意味が実現されるということと、生きものが生きているということとは同じひとつのことであり、生きものが生きているということそれ自体において、生きものそれ自身が自分自身と環境世界との関係になっているのです。「生きる」ということは、生きものがそれ自身と環境世界との境界であることを意味しています。そしてこの意味を実現するために、生きものはその有機体を構成する個々の器官を道具として、環境世界とのそれぞれの局面での部分的な相即を維持し続けるわけです。

生きものがそれ自身と環境世界の境界であり、生きているということは自らを絶えず環境との境界として生み出し続けていることだとすれば、生きものに関して内部と外部を区別したり、外界からのインプットと有機体からのアウトプットを考えたりはできないことになります。つまり一般に考えられているのと違って、生命現象は「閉鎖系」だということになります。マトゥラーナとバレーラが「オートポイエシス」(6)の概念を提唱したとき、もっとも受け入れにくかったのがこの「閉鎖系」という考え方でした。しかし、「閉鎖」と「開放」を対立する二つのカテゴリーとして考えること自体に問題がありそうです。境界には、内部と外部の対立がないのと同様に閉鎖と開放の対立もないはずです。生きものは絶えずそれ自身を環境との境界として生み出し続けている、これが「オートポイエシス」と呼ばれる事態の本来の意味なのでしょう。

ライプニッツの「モナド」が窓をもたないという一見理解しがたい表現も、モナドそれ自体が窓であるという解釈(7)によって解決するでしょう。モナドそれ自体が世界との境界であり窓であるのなら、窓がさらにその窓をもつ必要は毛頭ないからです。

3　二重の境界を生きる

有機体と環境のあいだの境界の問題は、個体から集団（群れ）へ目を転じることによって、よりいっそうはっきりしてきます。「生きている」のは個々の個体だけではなく、動物も植物も含めて、あらゆる生物は多数の同種個体からなる群れあるいは集団を形成して生きています。人間ももちろんその例外ではありません。

さまざまな動物の集団行動（たとえば渡り鳥や魚群や昆虫の集団の移動）をみると、そこには個々の個体の行動の総計ではなく、個体の行動とは別の、より高い次元で営まれる統一的な合目的行動がみとめられます。この群れ全体の行動は、個々の個体の個別的志向性の交換――たとえば「リーダー」の合図に全員が従うとか――によって成立しているのではなく、個体の志向性とは無関係なひとつの原理によって方向づけられているように思われます（ここでは現象学用語と無関係に、行動の目的志向的な性質を「志向性」と呼んでおきたいと思います。なお、「志向」の原語は intention で、これにはもちろん「意図」の意味がありますが、人間以外の生物には「意図」という言いかたは使いにくいと思います)。集団全体は、各個体の主体性に依存しない、独自の「主体性」に基づいて行動しているといってもいいでしょう。そこに独自の主体性が認められるかぎり、集団全体を一つの「個」として考えることができます。

集団全体を「個」として考えれば、その存続も、やはりその環境との接触ないし相即が維持できるかどうかできまってくることになります。渡り鳥の群れが目的地に到着できなかったり、人間の手による環境破壊のためにある生物種の繁殖が妨げられたりすると、その集団は存続できなくなり、それに属している個々の個体も死んでしまうことになります。しかしその場合、集団や群れの全体がその環境と接触する「接触面」、この両者の「境界」はいったいどこにあるのでしょうか。集団や群れが生存のために維持している相即の生じている場所はどこなのでしょう。個体の場合と違って、集団には環境との物理空間的な境界面はいうまでもなく存在していません。

集団全体の行動に影響を与える環境条件としては、温度、湿度、風向、日照、地形などの気象的・地理的な条件をまず挙げることができるでしょう。しかしこれらの「外的」な条件が集団の全体的行動を規定するといっても、それが有効に作用するのは、もちろん個々の集団成員が備えている身体を通じてのことです。同じことが、その集団を構成している種にとっての外敵や栄養源となる他種生物との接触についてもいえるでしょう。捕食動物に取って食われるのは個々の個体ですし、餌を食べて成長するのも個々の個体であって、集団全体ではありません。

ただこの場合には、よく知られているように、個々の成員は個体としての直接的な逃避行動や捕食行動以外に、各自の「利己性」をさまざまな程度に犠牲にして、集団全体の利害を「計算」に入れた「利他的」な行動も示します。ミツバチの集団で自分自身の生殖行動を犠牲にしたハタラキバチとか、哺乳動物の集団では、目立った行動で外敵の接近を知らせる個体とかがその例でしょう。この場合、少なくともそのような利他的行動を示した個体にとっては、外部の他種生物の動向だけでなく、自分の所属する集団の全体がその行動を規制する条件、いわばその環境条件になっています。しかもこのことは、とくに目立った自己犠牲的行動を示す個体についてだけでなく、集団を構成する成員のすべてについて多かれ少なかれいえることでしょう。集団への所属を許されながら生存しうるためには、個体独自の「自由」はつねになんらかの程度に制約されるものだからです。

このようにして生物の集団は、物理的あるいは生物的な意味での「外部」環境に関しても、それ自身が構成している「内部」環境に関しても、そこに所属している個々の個体を通じて、個々の個体の有機体を環境との具体的・直接的な境界として、環境世界との相即を維持しています。しかし集団全体と環境世界との相即が各個体において維持されるためには、それらの個体すべてがそれぞれに集団全体を代表し、集団全体を「具現」しているのでなければなりません。その意味で集団は全体として各個体の「もとに」あり、個々の個体はそれ自身において、自己の生命だけでなく、集団の生命をも生きているということができます。

したがって、生物の集団全体に関しても、さきに個体について述べたのと同様、それが「生きている」ということはその集団それ自身が環境世界との関係になっていること、それ自身が環境世界との境界であることを意味しています。ただ、この場合には集団を構成している各個体も、集団全体と同じ環境に対して、各自のそのつどの身体的条件や生理的欲求に左右される独自の出会い方をしていることを考えねばなりません。渡り鳥の群れを観察していると、一羽一羽の鳥はけっこう自分勝手な行動をしていることに気がつきます。

そこで、集団を形成する生きものと環境世界との関係ないし境界を問題にする場合、この関係ないし境界を実際に具現しているそれぞれの個体は、各自の個別的な志向性の担い手であると同時に、集団全体の志向性の担い手でもあるという意味で、いわば二重の身分をもつことになります。集団全体の主体性と各個体の主体性が、各個体において二重構造を構成しているといってもいいでしょう。

この二重性は、各個体において、さきに述べた「生命そのもの」と「個々の生きもの」とのあいだの、いいかえればアクチュアリティとリアリティのあいだの、一種の「存在論的差異」に対応しています。なぜなら、同種個体が形成している集団は（あるいはときには人間と家畜やペットといった異種個体が形成する集団も）、個的生命のリアルな不連続性との対照をなす、「生命そのもの」のアクチュアルな「非・不連続性」（五七頁参照）を、共時的次元で実現しているからです。個々の個体の生命は、通時的に一定の時間持続したのちに終わってしまいます。そしてその有限性と一回性が、それぞれの個体の他個体に対する唯一性、交換不能性の根拠となっています。それによって共時的次元での「自」と「他」の区別が生じるのです。これに対して「生命そのもの」は、ヴァイツゼカーの言っているとおり、けっして死にません。だからそこには「生」と「死」の区別も「自」と「他」の区別もありえません。この非・不連続的な一体性としてのアクチュアリティが、集団の集団としての統一と全体性をかたちづくっているのです。

生物の集団が「死なない」ということは、もちろんできません。個々の集団は容易に「全滅」しますし、ある生物種の全体が絶滅することも稀《まれ》ではありません。しかしわたしたちの当面の議論は生と死を「個」のレベルで論じようとするものであって、ここで集団を引き合いに出したのは、個が「二重の身分」ないし「二重主体性」をもっていることを明らかにしたかったからなのです。個の生死を問題にするかぎり、「集団全体は死なない」と考えることは依然として妥当性を失いません。別の言いかたをすれば、人類全体が滅亡するときには、わたしたち一人ひとりの生死など、もはや問題として出てこないのです。

4　「死」の人称的差異

「死ぬ」のは個々の個体であり、個体の有機体です。さきほどわたしは、個体が生きているかぎり、その個体の存在こそ、それ自身と環境との関係であり境界であるといいました。個体は、自らと世界との関係、あるいは境界を生きている※のです。その個体が死ぬということは、その個体によって生きられているこの境界が消滅するということです。しかし境界はかならず、なにかとなにかとの境界です。関係や境界はいつも「相手」をもっています。あるいは、関係や境界はかならず相手を生み出します。人間どうしの場合、この関係や境界は、本人だけでなく、相手がたにも生きられています。ある人が死んだとき、その人の生きている関係や境界は消失しますけれど、死んだ人が自らをその人との関係、その人との境界として生きていたところの他人にとっては、その人の死によってこの関係や境界がただちに消失することはありえません。

※ここで「生きる」という動詞を、ふつうに使われている自動詞としてではなく、他動詞として用いていることに注意してください。日常語でも「充実した人生を生きる」というような言いかたはなんの違和感もなく使うことができます。「……を生きる」という他動詞は、生きるという行為の主体性を明白に表現してくれます。

数年前、わたしの治療していたひとりの女性患者が、深い抑鬱のために強い自殺願望をもつということがありました。しかし結局、この患者は自殺しませんでした。彼女はなぜ自分が死ななかったのかをあとになってこう説明してくれました。「わたしが死んでも、わたしの名前は消えません。名前が消えない以上、わたしの存在はなくなりません。それでは無理をして自殺する意味がありません。」このエピソードは、固有名というものの機能について多くの示唆を与えてくれています。ここではそれに立ち入る余裕がありませんけれど、固有名がある個体の他個体との関係ないし境界――つまりその個体そのもの――を、他個体にとって指示するものだということは述べておいていいでしょう。

死の問題は、医学にとって最大の難問です。ことに安楽死、臓器移植にからむ脳死、妊娠中絶などについての議論が、どれだけ深められてもコンセンサスに達しないのは、「死ぬ」という語で表現されている生から死への移行、生と死の境界の「越境」が、これを一人称、二人称、三人称のどの立場から見るかによって、それぞれまったく別の現実として見えてきてしまうからなのです。

わたしたちは自分自身の、つまり一人称の死を、生がそこでその限界に到達し、人生が終わりを迎えるという意味で、生の側の出来事として、あるいは少なくとも生の側から、考えています。死後の世界について生前に空想するということもありますが――「草葉の陰から」というかたちでの死後の「意識」についての空想も、自分に対する死後の評価、残された家族の生活などについての空想も含めて――これもいうまでもなく生の領域に属しています。生死の境界の彼方、つまり「死」として完成され、成就した死を、一人称的に経験することは絶対にできません。生から死への移行は、一人称の立場から見れば、事実的に不可逆であるだけでなく、認識的にも一方通行です。同じことを、本人が自分の死をリアリティとして対象的に捉えることは絶対にできない、と表現してもいいでしょう。

　自分の死のアクチュアリティ、つまり自分が死んで行く瞬間に踏み越えねばならぬ生死の境界のアクチュアリティなら、だれもが一回かぎり間違いなく——それを意識するかしないかは別として——経験するはずなのですが、それについてなんらかの情報を他人に伝えた人は、これまでだれひとりとしていません（いわゆる「臨死体験」は、結局は死ななかった人が語ってくれる体験なのですから、いうまでもなく生の世界に属する極限的な出来事です）。

　これに対して、死んで行く当人となにひとつ個人的・私的な関係を持たない第三者、つまり死んで行く人にとって純粋に三人称的な立場に立つ人にとっては、認識可能な、つまりまぎれもない客観的なリアリティとしての死があります。しかしだれかの死が、この純粋な第三者によって死として、アクチュアルに体験されることは、絶対にありえません。他人の死が第三者にアクチュアルな出来事となりうるのは、おぞましさや恐怖心といった体験としてのみでしょう。

主治医としてその人の医療に携わった医者は、この純粋に三人称的な立場にはけっして立つことができません。主治医と患者の治療関係は、程度の差はあれ、二人称性を特徴としています。ところがその同じ医者が、医学者としては、つまり医学一般の代表者としては、あくまで三人称的な立場に立つことを――「科学」の名のもとに――要求されます。そこではときとして逆に生のほうが死の側から眺められ、生きている状態が「まだ完全に死んでいない」状態として、なかば「死」の領域に含められることすらあります。臓器移植に際して要請される「脳死」と「個体の死」との同一視も、その実例とみることができるでしょう。妊娠中絶についての議論が、ときとして、とくに日本において、死の倫理から遊離しがちなのは、胎児がまだ十分な二人称性を獲得しないまま、三人称として扱われがちだからかもしれません。

5　「医学への主体の導入」――二人称の関係の共有

死に対するこの一人称的および三人称的な観点と明白な対照をなしているのが、二人称的な観点、いいかえれば「われわれ」の観点です。

これは理想的には、死んで行く人に別れを告げる遺族の立場として実現されますが、それ以外にも、主治医や看護師を含めて、生前にその人とさまざまな個人的、私的な関係をもったすべての人にまで拡大して考えることができます。

それらの二人称的他者たちにとっても、純粋に二人称的な観点というものは理想的にしか成立しません。そこではつねに、二人称的観点と三人称的観点のさまざまな「混合比」が問題になります。トリスタンとイゾルデの「愛の死」に象徴されるような、最大限に二人称的な死の観点のなかにすら、三人称的観点がまったく介入しないとはいえません。しかしここでは問題点をはっきりさせるために、理想的に純粋な二人称の観点だけについて考えておきたいと思います。

だれかが死ぬ、だれかが生と死の境界線を越えるという出来事は、その人と親密な個人的・私的な関係をもち、二人称的な関わりにあった人にとっては、純粋にアクチュアルで主体的な出来事として体験されます。このようなアクチュアリティとしての二人称的他者の死は、完全に生の側に属するとも死の側に属するともいえない、きわめて両義的な性格をおびています。これは、通常の語義で純粋なアクチュアリティである「いま」という「現在」が、一本の線で表象されるような「時間」の上のどこかに「位置づけられる」ような点ではなく、過去と未来の境界で、境界そのものとして起こる出来事であり、過去的であると同時に未来的でもあるという両義性をおびているのと同型の事態です。

考えてみると、境界や差異はすべて、純粋なアクチュアリティとしてしかそれ自身でありえないようです。このことから、空間的・時間的な境界（部屋や住居の敷居、真夜中の日付変更時点、大晦日の年の変わり目など）が、多くの共同体においてデモーニッシュな力を持つものとみなされ、呪術的な畏怖の対象とされている事実も理解できます。ヴァイツゼカーのいう「生きもの」と「生命そのもの」との根拠関係としての主体性ないし「生きること」は、このような純粋なアクチュアリティとしてのみその意味を全うしうるのです。生と死の境界が、二人称的な立場からのみアクチュアリティとして体験可能だという事実のなかに、さきに述べた（五八頁）生死の区別と自他の区別の等価性がふたたび顔を出します。自他の差異、自他の境界がそれ自身として現実的な意味をもってくるのは、二人称的な出会いの場面においてのみだからです。

わたしたちは自分が自分自身であるということ、世界でただひとりの、かけがえのない、つまり自分以外のだれかと絶対に交換できない存在であるということを、いつもこころのどこかで感じています。わたしたちの「こころ」を構成している絶対に私的な世界は、他人の介入をいっさい許しません。それがわたしたちの一人ひとりを「個人」にし、いわゆる「個の尊厳」をわたしたちに与えているのです。

しかし考えてみると、わたしたちは生きているあいだ、多くの人たちと関係をもち、その人たちの意見を聞き、その人たちと互いに助け合いながらでなければ、自分自身の人生を送ることができません。多くの生物と同じように、人間も社会的集団を形成しなければ生きてゆけないのです。人間関係のなかでは、個の尊厳は最大限に他人との相互関係と折り合いをつけてゆかなくてはなりません。

しかしわたしたちの人生がその極限に達して、死を迎える場面では、あるいは実際に死ななくても、死を前提にしてなにかを決心したり予定したりする場面では、わたしたちはふたたび完全に個としての存在に連れ戻されてしまいます。自分の死をひとに代わってもらったり、ひとと分けあったりすることは不可能だからです。もちろん、身代わりの死とか心中とかいうことはありうるでしょう。しかしその場合でも、「死出の旅路」はやはり自分ひとりでたどらなければならないのです。このことから、ハイデガー(8)は死のことを「この上なく自己自身のものであり、他との関係を絶した、追い越しえない可能性」であると考えました。死は「個別性の真理」(ヘーゲル/ブランケンブルク(9))なのです。

ところがこのような死が、二人称的な場面、つまり「わたし」と「あなた」がひとつの親密なまとまりをつくっている「われわれ」の場面では、すっかり違ったものになってきます。二人称的な場面とは、生物学的にいうと、集団的生命の共有を実現している個体どうしが関係しあう場面を指します。家族集団、友人、強い思想的、宗教的、政治的なきずなで結ばれた同志たち、そういった集団を考えることができるでしょう。そのような「われわれ」集団では、個人の死はもはやその人ひとりの死とはいえません。もちろん、そのような集団に属していても、死んでゆく当人にとっての死は、その人ひとりで死ななければならない出来事です。しかし二人称的な場面で、死んでゆく人を見送る側の目から見ると、死はもはやその人ひとりのものとはいえなくなってくるのです。

そのような共生的な「われわれ」集団では、それぞれの個人は自己自身が生きることそれ自体を通じて、集団全体の生命を分有しています。仲間のだれかが死んだとき、それはたんにその人が死んだというだけのことではなく、その集団全体の生命が——ということはその集団を構成しているメンバー一人ひとりの生が——それによって痛切な変化をこうむるということなのです。そこでは死は死んでゆく人個人の出来事ではなくなって、仲間たち全員に分有される、この上なくアクチュアルな出来事になります。「死の連帯性」という言いかたをしてもよいでしょう。

自分自身の（一人称的な）死のアクチュアリティを、生前に体験することはできません。しかしわたしたちは、自分がいずれは死ぬという事実、この最大限の確実さをもつ客観的なリアリティを、いわば三人称的な知識として知っているだけでなく、自分自身が死すべき存在だということを、ある種のなまなましいアクチュアリティとして一人称的に感じとってもいるのではないでしょうか。わたしたちが自分の生を生きているというとき、そこにはどこか、「自分の死を生きている」とでもいえるような意味あいが含まれてはいないでしょうか。自分の生きている一瞬一瞬が、その生の根底に死をふまえて生きている、という感じだといってもよいでしょう。だからこそ、人間の存在は「死にかかわってあること」（ハイデガー[10]）だといえるのです。

これは、他人のリアルな死についての三人称的な知識を、知的なレベルで自分自身へ「代入」して出てきた答えというようなものではありません。それはそんな知的な操作とはまるで無関係な、存在の奥底で感じとられるアクチュアルな感覚なのです。それは二人称的集団のなかで他者たちと分有している死の現実であり、「死の連帯性」というアクチュアルな現実のまっただ中で自分自身の死をも感じとるという事態なのです。

二人称的集団の中で個人が分有している生命のアクチュアリティは、個々人の有限の、つまりリアルな死によって限られた生とは別次元の、非・不連続的な「生命そのもの」のアクチュアリティです。この「生命そのもの」は、個々の生きもののように「どこかに生きている」ものではありません。だからこのアクチュアリティは、個別的な有限な生命からみれば、ある意味で「死」のアクチュアリティとして、つまりすべての生きものがそこから生まれ、そこへ向かって死んで行く「死」のアクチュアリティとしてそれ自身を示すに違いないのです。生と死の差異が、見方によっては生それ自身としても死それ自身としても姿を現すのは、けっして不思議なことではありません。

他者との二人称的な「われわれ」の関係に立つことによって、わたしたちはそこではじめて、自分自身の生と死についても、それとアクチュアルにかかわることができます。医者が、自然科学的・客観主義的医学の執行人としてではなく、人間学的な医学あるいは医療の実践者として、患者との個人的・人格的な二人称関係に立つとき、そのときにのみ生と死は、医者にとっても患者にとっても、その豊かなアクチュアリティを示すことになるでしょう。患者の生と死を自分自身のアクチュアリティとして生きること、それは患者との出会い、患者との境界そのものを自分自身の主体として生きることと同義でありますし、患者との関係を患者の主体として扱うこととも同義なのです。そしてそれこそが、ヴァイツゼカーの提唱した「医学への主体の導入」の真の意味でもあるのでしょう。

Ⅱ（注）

(1) ヴァイツゼッカー『ゲシュタルトクライス』木村敏・濱中淑彦訳、みすず書房、一九七五年、三頁。
(2) ハイデガー『存在と時間』原佑・渡辺二郎訳、中央公論社、世界の名著62、一九七一年、七二頁。
(3) 西田幾多郎「行為的直観の立場」西田幾多郎全集第八巻、岩波書店、一九六五年。
(4) ヴァイツゼッカー前掲書、三四頁。
(5) ハイデガー『真理の本質について／プラトンの真理論』木場深定訳、理想社、一九六一年、三七頁。
(6) マトゥラーナ／ヴァレラ『オートポイエーシス――生命システムとはなにか』河本英夫訳、国文社、一九九一年、七四頁。
(7) 下村寅太郎「スピノザとライプニッツ」『スピノザ　ライプニッツ』中央公論社、世界の名著25、一九六九年、七三頁。
(8) ハイデガー『存在と時間』四一〇頁。

(9) Blankenburg, W. : Zur Subjektivität des Subjekts aus psychopathologischer Sicht. In : H. Nagl-Docekal u. H. Vetter (Hrsg.) : Tod des Subjekts ? Oldenbourg, Wien/München 1987.

(10) ハイデガー『存在と時間』四〇八頁。

あとがき

ここに収めた二つの講演は、一九九六年一〇月二六日と一一月二日に、それぞれ名古屋の河合塾サクセスホールと東京のドイツ文化会館ホールにおいて、河合文化教育研究所が主催して開催した国際シンポジウム『生命論』で発表されたものである。このシンポジウムには、ドイツの現象学的精神病理学者ヴォルフガング・ブランケンブルク氏とベルギーの精神分析学者ジャック・スコット氏が招かれて、名古屋、東京の二回ともわたしを含めた三人が発表をおこなった。

この三人の共通点はいくつかあるが、その中でも特筆しなくてはならないのは、三人ともビンスヴァンガー由来の「現象学的・現存在分析的精神医学」のほかに「人間学的精神医学」をもみずからの旗印に掲げ、その点で「医学的人間学」の提唱者ヴィクトーア・フォン・ヴァイツゼカー（一八八六―一九五七）からの大きな影響を受けていることである。そのことはここに再録したわたしの二つの講演からもうかがわれるだろう。多くの読者にはなじみが薄いと思われるヴァイツゼカーについて、ここですこし紹介めいたことをしておきたい。

ヴァイツゼカーは精神科医ではなく、内科医、神経科医であると同時に哲学者でもあった人だが、彼は早くから客観主義的な自然科学的医学に対する批判を展開し、医学に主体ないし主観を導入するということをモットーに掲げていた。しかし彼のいう主体／主観とは、客体／客観と単純に対立するような、主客二元論の一方の項としての主体／主観のことではない。そうではなくて、それは「生きもの」としての人間がその生を維持するために絶えず環境と接触し、世界とのあいだに相即関係を保っているその接触面で、そのつど生成と消滅を繰り返す「世界との出会いの原理」のことだった。だから彼にとってなによりもまず重要なのは、「生きている」という生命的現実との、あるいは個人個人の生命には還元できない「生命そのもの」との、根元的なつながり（つまり彼のいう「根拠関係」）であった。

患者の主体／主観——つまり患者とその世界との「あいだ」——を医学に導きい

れるためには、患者個人の有限な生命とは別次元の、それ自身は「けっして死ぬことのない」、「生命そのもの」への関与が必要になってくる。そしてこの関与は、医者が自分自身の根底にもある「生命そのもの」との「根拠関係」に主体的に関与することによってのみ達成できる。彼がその主著『ゲシュタルトクライス』の冒頭に書いた「生命あるものを研究するには、生命と関わりあわねばならぬ」という文章は、このことを意味している。

このようにしてヴァイツゼカーの医学的人間学は、けっして口当たりのいいヒューマニスティックな医学のことではない。生死の問題を個人の生死を超えたところで見て行こうとする彼の態度には、一種の冷厳ささすら感じられる。

この冷厳さが当時のナチズムの人種政策と不幸なしかたで出会って、彼が一時的にせよ例の「安楽死」事件に加担することになったという事実は、よく知られている。この事実を持ち出して、彼を弾劾することはたやすい。わたしとしても、この点でヴァイツゼカー個人を擁護する意図は毛頭ない。しかし――これは悪名高いハイデガーの場合も同様なのだが――個人の行跡とその人が歴史に残した仕事とは厳密に区別しなければならない。芸術にしても思想にしても、作品というものはそれが作り出されたその瞬間に作者の手を離れる。その作品の存在価値は、作者の人間的な評価となんの関係ももたない。だから殺人犯の作品でも、文学的、思想的な評価の対象となりうるのである。

ヴァイツゼカーは戦時中ブレスラウ※大学の神経科教授をしていて、多数の重症先天性脳障害児の──「安楽死」を目的とする──移送命令を拒否しなかったといわれている。当時の情勢で彼がそれを拒否しうる立場にあったかどうかを斟酌《しんしゃく》しても、それでもなおこれは十分責められてよいことである。しかしその当事者であった「ヴァイツゼカー教授」という個人の、社会的な地位や職務は代替可能であるのと違って、『ゲシュタルトクライス』をはじめとする数々の著書に展開されている彼の発想は、歴史上ほかに例を見ない、まったく独創的なものである。この著者と個人的な交渉をもったことのない読者にとって、ヴァイツゼカーという名前はひたすらこの得難い思想の──いわば偶然の──標識としてのみ意味をもつ。思想の価値というものは、その発信者に関わるものであるよりはむしろ、受信者である読者がそれをどう受けとめるかに関わるものなのだ。これはハイデガーの場合でもまったく同様だろう。『存在と時間』がかりに「作者不詳」の書であったとしても、その哲学史上の価値は不動であるはずだ、とわたしは思う。

※ブレスラウ Breslau は、現在ポーランド領となっていて、ウロツラフ Wroclaw と呼ばれている。

わたしがヴァイツゼカーから多くのことを学びながら、彼を乗り越えようとしている点は、この二つの講演で大きな部分を占めている「集団的主体性」の考えである。もっとも、ヴァイツゼカーにこの構想がなかったわけではない。彼は弟子のパウル・クリスチアーンとレナーテ・ハースに、二人の人がひとつの作業に共同で従事する際の主体性のありかたを研究させていた。しかしこの研究はまだ萌芽的な段階にとどまっていて、この共同主体性がそれに参加している個々の個別主体とどのように干渉しあっているのかという考察にまでは発展していないし、複数の主体がことさらにひとつの共同作業に従事しなくても、人間社会では集団全体の共同主体性がつねに個別主体性と重なり合っているのだという認識には達していない。

わたし自身がこの問題を真剣に考えるようになったきっかけは、精神科の臨床の場で、同じひとりの患者の病状が——つまり患者の主観的／主体的な症状が——それを治療している医者が変わることによって変化するという経験だった。患者と医者の二人が、それぞれの「持ち寄り」ではない新しいひとつの共同主体性を作り上げ、患者の主観的／主体的な症状がそれによって干渉されるからである。それと同じ現象は音楽の合奏でも見られるし、そう思って注意してみるとふだんのごく日常的な人間関係でも見られる。

複数の個人が寄り集まったときに明瞭に意識できるこの共同主体性もしくは集団的主体性は、個人が集まってそこではじめてできあがるような、二次的な形成物ではない。それはむしろ、一人の個人が単独で行動しているときにも、その人の個別主体的な意識のもうひとつ奥底に、いわばその奥行きとして、すでにはたらいていたものであるに違いない。ただそれは、人間という生物種がきわめて特異的に形成した個別主体性の肥大によって、通常は完全に覆い隠されているだけなのである。あるいはこういう言いかたをしてもよいだろう。集団的主体性は、生物学的に見て個別主体性よりも古い。この主体性／主観性の「古層」あるいは「旧皮質」を「考古学的」に発掘することによって、これまでもっぱら表面的な「新皮質」のみの考察しかなされなかった人間学的な諸問題に新しい光を投げかけることができるのではないか。とくに、「こころ」と「からだ」の関係とか、生と死の問題とか、そういった哲学上の基本的な問題が、これまでとは違った角度から眺められるようになるのではないか。これが今回のわたしの講演のねらいであった。

一九九四年三月に京都大学医学部を停年退官して以来、わたしは河合文化教育研究所に主任研究員という形で迎えられ、まったく自由な研究の場を与えていただいている。この研究所でのわたしの唯一の定期的な公的活動は、名古屋で一年に四回、一泊二日で開催している「心身論研究会」で、ここではヴァイツゼカーの『病める人——医学的人間学序説』の原書講読を続けている。今回ここにまとめた二つのシンポジウムはいわばその延長線上で企画されたものだった。このブックレット刊行の機会を借りて、研究所のかたがたから日頃いただいている研究面でのご支援にこころからお礼を申し上げたい。

一九九七年六月　京都にて

木村　敏

解説　生と死のアクチュアリティ

野家　啓一

一、現象学者としての木村敏

学者の業績を評価する尺度の一つに「被引用度」と呼ばれる指標がある。簡単に言えば、ある学者の著作や論文が他の学者によって引用ないしは言及される度合いのことであり、理科系の学問分野では年間の統計が公表されているところが多い。もちろん、重要な発見や問題提起を行った学者の業績ほど被引用度が高くなることは言うまでもない。

哲学の分野には残念ながらこの種の統計はないが、わが国で書かれる哲学論文をもとに他分野の学者の被引用度を調査すれば、精神医学者の木村敏さん（とご厚誼に甘えて「さん」づけで呼ばせていただく）がトップクラスに位置するであろうことは間違いない。それだけ木村さんの著書や論文が哲学研究者にとって刺激的であり、また引用に値する洞察に満ちているということであろう。かく言う私自身も修士論文で木村さんの処女作『自覚の精神病理』（一九七〇）にお世話になって以来、いくつかの西田幾多郎論でも『生命のかたち／かたちの生命』（青土社、一九九五）を援用させていただくなど、何度か木村さんの被引用度を高めることに貢献している。今回、本書の「解説」を喜んでお引き受けしたのも、これまでの学恩に対して少しでもお返しがしたいと考えたからにほかならない。

木村さんがこれまで一貫して追求してこられた学問的主題は「自己とは何か」という根本的な問いである。むろん、この問いは「汝自身を知れ」という格言を引き合いに出すまでもなく、古代ギリシアに始まる西洋哲学の歴史を貫通する中心的主題でもあった。しかし、木村さんは何よりも優れた臨床医学者であり、同じ主題を扱うにしても、哲学者のように机上で概念を弄《もてあそ》んで空理空論をこね上げることはしない。絶えず精神疾患という具体的現実と向き合い、患者の治療過程に身を置きながら、その症例分析を通じて「もの／こと」や「あいだ」といった柔軟でしかも強靱な概念装置を紡ぎ出してくる。私をはじめ、地に足のつかない哲学者たちが、何かといえば木村さんの論述を頼りにして自説を補強したくなるゆえんである。

その意味で、「事象そのものへ！」という現象学の格律ほど、木村さんの方法的態度を的確に言い当てている言葉はほかにない。精神疾患という捉え難い事象とまさに一個の身体的実存として関わりながら、事象の襞《ひだ》に冷厳な自然科学者の眼差しを滑り込ませ、その襞を形作る不可視の構造を緻密な哲学者の語り口で概念化する、これが木村現象学の方法である。ともすればフッサール文献学やハイデガー解釈学に自足してしまいがちな凡百の現象学者に比べ、生きた人間の精神現象そのものに寄り添い、その本質をしなやかな言葉で記述する木村さんの方法こそはるかに「現象学的」と言うことができる。実際、木村さん自身が「自分自身の経験に直接に映ってくる景色をありのままに写生するというのが、わたしの考えている現象学的方法である」（『偶然性の精神病理』岩波書店、一九九四）と述べておられる通りである。

二、「自己」から「生命」へ

木村さんの「自己」をめぐる現象学的探究が一つの頂点を極め、名実ともに「木村人間学」と呼ばれるべき境地を確立されたのは、著作で言えば『時間と自己』（中公新書、一九八二）あたりではなかろうか（もちろん専門書としては『自己・あいだ・時間』［弘文堂、一九八一］が先行する）。少なくとも私にとって、この書は「時間」の問題を考え直す天啓のごときものを与えてくれた。「アンテ・フェストゥム／ポスト・フェストゥム／イントラ・フェストゥム」という祝祭的時間の構造を精神疾患の類型に重ね合わせ、そこから時間と自己との等根源性を析出する手並みの鮮やかさは、まさに木村人間学が熟成の時期を迎えたことを実感させるものであった。

ところで、この『時間と自己』の「あとがき」では、それまでの木村さんの著書には見られなかった、いささか唐突の印象を免れない事柄が語り出されている。すなわち「私たちは自分自身の人生を自分の手で生きていると思っている。しかし実のところは、私たちが自分の人生と思っているものは、だれかによって見られている夢ではないのだろうか」という箇所である。少なくともこれは、自然科学者木村敏の発言とは受け取れない。それを逸脱と見るか新展開と見るかは評価の分かれるところであろう。しかし、私はそれを未踏の領域への第一歩と見たい。それというのも、先の文章は次の段落で「この夢の主は、死という名をもっているのではないのか」と結ばれているからである。「死の夢としての生」あるいは「生の源泉としての死」というこの魅惑的なテーゼは、その後の木村人間学を生命の根拠の探究へと導いて行くはずである。

時期を特定することは難しいが、おそらくは八〇年代の半ばあたりを境に、木村さんの問題関心は「自己」から自己を支える基体（ヒュポケイメノン）とも言うべき「生と死」ないしは「生命」の領域へと大きく旋回して行ったように見える。あるいはそれを、ビンスヴァンガーからヴァイツゼカーへの背景理論の重心移動と言い換えてもよい。むろん、それは一朝一夕に成った転回ではない。注意深く耳を傾けるならば、処女作以来の木村さんの文章の行間に、われわれは「生と死」を主題とするかすかな旋律を通奏低音として聴き取ることができるであろう。いずれにせよ、それが主旋律として顕在化してくるのは、管見に触れた限りでは『あいだ』(弘文堂、一九八八)においてである。この書の冒頭には「ひとつの仮説」として次のような基本テーゼが掲げられている。

「この地球上には、生命一般の根拠とでも言うべきものがあって、われわれ一人ひとりが生きているということは、われわれの存在が行為的および感覚的にこの生命一般の根拠とのつながりを維持しているということである。」

むろん、ここで言われる「生命」は、生物学や生命科学が研究対象とする「もの」としての生命ではない。木村さんの言葉を借りれば、それは「こと」としての生命であり、その背後にあるのは生命を「存在」ではなく「生成」の相のもとに見る現象学的視点にほかならない。「現象学的人間学」から「現象学的生命論」へ、とも言うべきこの視座の転換がいかなる内実と射程をもつものであるかは、本書に収められた二つの講演が雄弁に語ってくれている。

三、「境界」としての主体

本書の「あとがき」にも記されているように、収録された二つの講演は一九九六年秋にブランケンブルク、スコット両氏をお招きして開催された国際シンポジウム「生命論」における提題発表である。このシンポジウムには私自身も司会者として参加したが、三碩学が一堂に会するという希有の機会を得て行われた発表と討論に、しばし進行の役目も忘れて聞き惚れたことを鮮やかに思い出す。とりわけスコットさんの力のこもったパフォーマンスは、ここに再現できないのが残念なほどである。木村さんはこのシンポジウムのホスト役として、終始温顔を絶やさずに〈あいだ〉を取り持っておられたのが印象的であった。

第一講演「身心相関と間主観性」は、「主観／主体」という言葉を手がかりに、西洋哲学の宿痾《しゆくあ》とも言うべき身心二元論を「主体的身体」という方向へ乗り越えようと試みたものである。まず“Subjekt”という哲学用語を「主観」と「主体」という二様の日本語に訳し分けざるをえない理由を明らかにした上で、木村さんは

「公共的間主観性」と「私的間主観性」とを区別される。前者は認識や行動の共通の基盤として客観性の基礎となる通常の意味での間主観性と考えてよい。それに対して後者は、もっと直接的・本能的な次元で痛みや喜びや悲しみを共有する「共生関係」のことであり、より一般的には「個体間の生命的連帯感の根底」として働いている暗黙の間主観性のことにほかならない。言い換えれば、前者が複数の主観の〈あいだ〉で事後的に結ばれる関係であるのに対し、後者は「〈あいだ〉そのものが主観／主体である」ような、それ以上の分節化を許さない根源的事態なのである。

この一見奇妙な主体概念を、木村さんはヴァイツゼカーの「相即（Kohärenz）」という概念を援用しながら説明する。「相即」とは生きものあるいは有機体が環境世界との間に保っている接触のことであり、これを生きものの側から見れば「主体」ということになるであろう。すなわち、主体とは「生きものと環境世界との接触現象そのもののことであり、有機体とその環境との〈あいだ〉の現象のこと」にほかならないのである。

このような主体概念の更新は、一方で生きものを環境世界との境界を生きる身体的存在として捉えることを要求し、他方で主体の自己同一性を「実体」ではなく「差異」に基づけることを要求する。むろん、身体的存在とは「物理的身体」ではなく「相即としての身体」のことであり、それは物理的環境に身を置く「からだ」であると同時に、環境との境界で営まれる相即活動を通じて「こころ」としての働きを実現する。その意味で、「こころ」とは個体の内面性に属する機能ではなく、境界を生きる主体のあり方そのものを言い表すための言葉である。また、境界を生きる主体の自己同一性は、「AはAである」という同一律によってではなく、「AはAと非Aの境界あるいは区別である」という非アリストテレス的論理によって把握されねばならない。むろん、このことは生命が「もの」ではなく「こと」であるという根本的事実と不可分の形で関わっている。このような特徴をもった生命体を、木村さんは端的に「主体的身体」と呼ぶのである。

主体的身体は、もちろん皮膚的境界によって限られた孤立した身体的存在を意味するものではない。生きものが群れとして環境との相即に関わるものである以上、主体的身体は「個体性」と「集団性」という二重の主体性を生きざるをえない。それゆえ木村さんは、先の「私的間主観性」を同種複数個体の「集団的主体性」とも言い換えている。これによって、私的間主観性は生物一般の次元にまで拡張されるとともに、他方でそれは「自他の区別、自己の独自性を否定するような方向」への傾斜をもつことになる。

この点を突いて、木村さんの生命論を「集団主義的」あるいは「全体主義的」と難ずる向きがあるかもしれない。しかし、それはまったくの誤解である。私の見るところ、この第一講義の眼目は、何よりも生きものを「二重の主体性」の緊張関係を生きる存在として捉えたところにある。人間は一方では生物の一種として集団的主体性を生きる存在であり、われわれは身体に沈殿したこの意識の古層を見失ってはならない。他方で人間は自己の一回性、唯一性、交換不可能性などによって特徴づけられる「各自性」をもった個的存在でもある。この譲り渡すことのできない各自性の根拠を、木村さんは「歴史性」の中に求める。すなわち、人間的自己の存立は「他人と絶対に共有不可能な歴史によって裏付けられている」のである。

人間にのみ特有の「歴史的自己意識」こそが人間個体の「歴史的個別性」を形成

し、その「歴史的同一性」を保証するというこの考えは、むろん「自己」と「時間」との等根源性という木村さんの年来のテーゼの延長線上に位置するものであろう。しかし、「過去や未来による現在の構成が、『歴史』として自己意識の本質を形成するのは、おそらく人間だけだろうと思われます」という発言の中に、私は木村人間学が時間論から歴史哲学の領域へと越境しつつある予兆を読み取りたい。そして、木村さんが生命論と歴史哲学とを新たな視点から統合されることを、一読者として大いに期待したいのである。

四、生命論的差異

木村さんの第二講演「人間学的医学における生と死」は、第一講演で提起された独自の生命論を「生と死」という根本主題にまで発展させ、それを基盤に現代医学のあり方を問い直すことを目指したものである。医学は自然科学である以上、客観性を標榜するのは当然であり、検証や反証の埒外にある目的論や価値論をあたう限り排除せねばならない。しかし、医学と医療とは不可分であり、医療が人間の生命を救うことを目的とする以上、「生と死」の問題を離れては医学という営みそのものが成り立たない。木村さんが専門とされる精神医学は、物体ではなく精神としての人間を扱う分野であることから、とりわけこの医学の内包するジレンマに正面から立ち向かわざるをえない。第二講演は、精神医学者として避けて通ることのできないこのジレンマとの格闘の軌跡であり、ありうべき解答を模索する試みである。

木村さんはまず「リアリティ」と「アクチュアリティ」を区別するところから出発する。それは「『生命そのもの』は実在（リアリティ）ではなく、『生きている』という現実（アクチュアリティ）として捉えなければなりません」というテーゼにまとめられている。木村さん自身の説明を要約すれば、アクチュアリティの語源は「行為」を意味するラテン語（actio）であり、「現実に対して働きかけている現在進行中の行為」に関わる言葉である。それに対してリアリティの語源は「もの、事物」を意味するラテン語（res）であり、認識が完了した状態での「対象的に認識可能な事物側の事実存在（実在）」を表す言葉にほかならない。

このリアリティとアクチュアリティの対比が、「もの」と「こと」の区別にほぼ対応していることは、これまで述べてきたことからも明らかであろう。すなわち、「生きているもの」と「生きていること」との違いである。さらに木村さんはこの微妙な区別をハイデガーの言う「存在論的差異」、すなわち「存在そのもの」と「存在者」との根本的区別になぞらえているが、まさに卓見と言うべきであろう。「存在」を「存在者」と取り違えるところから存在忘却が始まるように、生きている「こと」をリアリティや存在者として対象的に認識しようとするところから、生命を実体化あるいは神秘化する誤謬《ごびゅう》（いわば生命忘却）が生じるからである。

前節で述べた「二重の主体性」、すなわち生きものが集団的主体性と個体的主体性とを共に担いつつ環境世界との境界を生きているという根本的事実は、この「存在論的差異」ならぬ「生命論的差異」とでも言うべき事態と即応している。集団的主体性が「生命そのもの」に基盤をもつ「アクチュアルな非・不連続性」を実現しているのに対し、個体的主体性は「個々の生きもの」に基盤をもつ「リアルな不連続性」を体現するものだからである。言い換えれば、「もの」としての個的生命が「自／他」の区別とともに「死」を抱え込まざるをえないのに対し、「こと」としての生命そのものには「生／死」の区別も「自／他」の区別も存在しない。やがて個的生命は「アポロン的ビオス（bios）」と、生命そのものは「ディオニューソス的ゾーエー（zoē）」と呼ばれることになるであろう。

むろん、個的生命が単なる「もの」ではなく「生きているもの」である限りにおいて、それはあくまでも環境との境界を生きる存在である。それゆえ、個体の死は「境界が消滅する」こととして捉えられねばならない。しかし、人間の場合、この境界の消滅は単に境界の無化を意味するものではない。境界が他者との境界でもある以上、それは他者との〈あいだ〉の関係に変容をもたらすからである。ここにこそ、死の「人称的差異」が語られるべき理由が存在する。

一人称の死とは自分自身の生の終焉のことであり、それをリアリティとして経験することは誰にもできないが、アクチュアリティとしては誰もが一度だけ経験せざるをえない出来事である。それに対して三人称の死とは、客観的リアリティとして第三者の目で対象的に認識された死のことにほかならない。これら両者の間に、「われわれ」の観点から見られた二人称の死が存在する。それは二人称的関わりをもった他者の死であり、それをわれわれは「純粋にアクチュアルで主体的な出来事」として体験する。木村さんはそれを「死の連帯性」という印象的な言葉で呼んでいる。そして、二人称的な死のアクチュアリティは、まさに「生命そのもの」のアクチュアリティと表裏一体の事柄なのである。（ついでながら、死の人称性をめぐる木村さんの共時的分析は、死の人称性をヨーロッパ各時代の死生観に結びつけたP・アリエスの『死と歴史』における通時的分析と対比されるべきであろう。）

以上の分析を踏まえながら、木村さんは第二講演の末尾で「医者が、自然科学的・客観主義的医学の執行人としてではなく、人間学的な医学あるいは医療の実践者として、患者との個人的・人格的な二人称関係に立つとき、そのときにのみ生と死は、医者にとっても患者にとっても、その豊かなアクチュアリティを示すことになるでしょう」と述べ、それをヴァイツゼカーの「医学への主体の導入」という言葉で締め括っている。われわれはこの自省と自恃とをこめた言葉の中に、精神医学者としての木村さんのアイデンティティの根拠を見届けることができる。むろん、その根拠はひとり木村さんのものであるのみならず、二人称集団の中で「死の連帯性」を生きるわれわれのものでもなければならない。その意味で木村さんの生命論は、医学者の目で生命の根源に迫ろうとする果敢な企てであると同時に、現代を生きるわれわれ自身のモラルをも語っているのである。

本書に収められた二つの講演の中で、木村さんは「死」という把捉不可能な事柄に、「生」あるいは「生命」の内側からぎりぎりの地点まで歩を進めようと試みている。死を生の境界の内側から確定しようとするその試みは、「語り得ぬもの」の領域へ「語り得るもの」を語り尽くすことによって迫ろうとしたウィトゲンシュタインの企てを思い起こさせる。そして私としては、木村さんの「リアリティ／アクチュアリティ」の区別を「語る／示す」の区別に重ね合わせつつウィトゲンシュタイン哲学の文脈の中で論じてみたい誘惑を禁じえない。それというのも、木村さんの一連の提案は「リアリズム」に対する「アクチュアリズム」の成立可能性を示唆するものと私には受け止められたからである。硬直したリアリズム（実在論）の跳梁《ちょうりょう》こそ「哲学の貧困」を招来するものと考える私にとって、木村さんが指し示された「アクチュアリズム」の地平は、眼前の霧を払って彼方の尾根筋を眺望させてくれるものであった。「自己」から「生命」へと険しい道筋をたどって来られた木村さんは、どうやらここに至って未踏の極点を目指して新たな一歩を踏み出されたようである。その踏破行の成功のためにも木村さんの一層の御健筆を祈念して、いささかファンレターめいた拙い「解説」の筆を擱《お》くこととしたい。

（のえ・けいいち　東北大学総長特命教授）

KODANSHA

本書の原本は、一九九七年に河合文化教育研究所
より刊行されました。

木村　敏（きむら　びん）

1931年生まれ。京都大学卒業。京都大学教授を経て，現在，河合文化教育研究所主任研究員，所長。著書に『異常の構造』（講談社現代新書），『時間と自己』（中公新書），『木村敏著作集』（全8巻，弘文堂），訳書にゲオルギアーデス『音楽と言語』（講談社学術文庫）など。2021年没。

講談社学術文庫

定価はカバーに表示してあります。

からだ・こころ・生命《せいめい》

木村《きむら》　敏《びん》

2015年10月９日　第１刷発行
2025年５月12日　第５刷発行

発行者　篠木和久
発行所　株式会社講談社
東京都文京区音羽 2-12-21 〒112-8001
電話　編集（03）5395-3512
販売（03）5395-5817
業務（03）5395-3615

装　幀　蟹江征治
印　刷　株式会社広済堂ネクスト
製　本　株式会社国宝社
本文データ制作　講談社デジタル製作

ISBN978-4-06-292324-8

「講談社学術文庫」の刊行に当たって

これは、学術をポケットに入れることをモットーとして生まれた文庫である。学術は少年の心を養い、成年の心を満たす。その学術がポケットにはいる形で、万人のものになることは、生涯教育をうたう現代の理想である。

こうした考え方は、学術を巨大な城のように見る世間の常識に反するかもしれない。また、一部の人たちからは、学術の権威をおとすものと非難されるかもしれない。しかし、それはいずれも学術の新しい在り方を解しないものといわざるをえない。

学術は、まず魔術への挑戦から始まった。やがて、いわゆる常識をつぎつぎに改めていった。学術の権威は、幾百年、幾千年にわたる、苦しい戦いの成果である。こうしてきずきあげられた城が、一見して近づきがたいものにうつるのは、そのためである。しかし、学術の権威を、その形の上だけで判断してはならない。その生成のあとをかえりみれば、その根は常に人々の生活の中にあった。学術が大きな力たりうるのはそのためであって、生活をはなれた学術は、どこにもない。

開かれた社会といわれる現代にとって、これはまったく自明である。生活と学術との間に、もし距離があるとすれば、何をおいてもこれを埋めねばならない。もしこの距離が形の上の迷信からきているとすれば、その迷信をうち破らねばならぬ。

学術文庫は、内外の迷信を打破し、学術のために新しい天地をひらく意図をもって生まれた。文庫という小さい形と、学術という壮大な城とが、完全に両立するためには、なおいくらかの時を必要とするであろう。しかし、学術をポケットにした社会が、人間の生活にとってより豊かな社会であることは、たしかである。そうした社会の実現のために、文庫の世界に新しいジャンルを加えることができれば幸いである。

一九七六年六月

野間省一

2706
武内義雄著（解説・浅野裕一）
中国思想史

孔子・老荘・墨子ら諸子百家から、四書五経の研究を深めた経学の伝統、道教・仏教・儒教の相互交渉、朱子学の成立、清代考証学の成果まで。中国哲学の二千年を一人の学識の視野で一望した、唯一無二の中国思想全史。電P

2716
檜垣立哉著（解説・杉山直樹）
ベルクソンの哲学　生成する実在の肯定

「生の哲学」を提唱したアンリ・ベルクソン。旧来の哲学を根底から批判し、転覆させたその哲学は、ドゥルーズの革新的な解釈によって蘇った。全主要著作を誰よりもクリアかつ精密に解説する、最良のガイド。電P

2720
大西克智著
『エセー』読解入門　モンテーニュと西洋の精神史

『エセー』を読むことは、モンテーニュを読むことであり、人間が紡いできた精神の歴史そのものを読むことである——文庫版で全六冊に及ぶ分量をもち、錯綜した構成をもつ名著をその背景とともに完全解説する。電P

2722
中島隆博著
荘子の哲学

古今東西の『荘子』研究を渉猟。自己と世界の変容を説く「物化」思想をその可能性の中心として取り出し、現代の西洋哲学と突き合わせることで、荘子の思索を新たな相貌の下に甦らせる。新時代の標準たる読解の書。電P

2728
木村　敏著（解説・渡辺哲夫）
異常の構造

「日常性」が解体するとき、人間は、そして社会はどうなるのか？　稀代の精神病理学者の名を世に広く知らしめるとともに、社会精神医学的な雰囲気を濃く帯びていることで、ひときわ異彩を放つ不朽の名著！電P

2738
田中久文著
九鬼周造

理性と感情、東洋と西洋、男と女、偶然と必然……幾多の対立に引き裂かれた生の只中で、日本哲学の巨星は何を探究したのか。生い立ちから主著『「いき」の構造』『偶然性の問題』まで、思索の全過程を辿る決定版！電P

哲学・思想・心理

2768
日常性の哲学 知覚する私・理解する私
松永澄夫著

〈私〉が物を知覚し、出来事を理解するとはいったいどういうことだろうか？ 日常生活を支えている物の知覚と出来事の理解を具体的な事例とともにやさしい言葉でしなやかに描き出す。
電 P

2782
技術の哲学 古代ギリシャから現代まで
村田純一著

「技術とは何か？」「技術といかに付き合うか？」――数千年の人類史を辿りつつ、普遍かつ喫緊の問題の核心へと迫る。自然や社会に開かれた技術の多次元的性格を明らかにする、泰斗による決定版・入門書！
電 P

2783
魏武注孫子
曹操著／渡邉義浩訳

千八百年受け継がれた兵法の「スタンダード」、そのテキストは「三国志」の曹操が校勘したものだった。英傑たちが戦場において孫子の思想をいかに具体化させたかを分析する「実戦事例」を併載した、画期的全訳！
電 P

2785・2786
日本精神史（上）（下）
長谷川 宏著

日本とは何か？ 美術、思想、文学などを徹底的に読み解く。縄文時代の巨大建造物から江戸末期の『東海道四谷怪談』まで。日本の思想と文化を「精神」の歴史として一望のもとにとらえたベストセラーの文庫化！
電 P

2796
所有とは何か
ピエール＝ジョゼフ・プルードン著／伊多波宗周訳

「所有とは盗みである」という衝撃的な命題を提示した社会哲学の古典中の古典。激化する格差社会に向けて今こそ読むべき名著を半世紀ぶりに新訳。来たるべき理想の社会とは何か、どうすれば実現できるのか？
電 P

2801
インド思想史
中村 元著

『リグ・ヴェーダ』からウパニシャッド、ジャイナ教、仏教、ヒンドゥー教、近代のガンジーに至るまで三〇〇〇年にわたる多様な思想を簡潔にあますところなく描く。世界的インド哲学、仏教学者による至高の概説書。
電 P

2693
白井　聡著（解説・國分功一郎）
未完のレーニン　〈力〉の思想を読む

資本主義の「外」は断じて存在する！　レーニンという思想史上の事件そのものである人物の思想、その核心を、『国家と革命』『何をなすべきか？』のテクストを読み込むことで摑み、現代人にとっての意義を捉え直す。

電P

2694
安藤昌益著／野口武彦抄訳・解説
自然真営道

江戸中期、封建社会の低層たる農民の生活を根拠としながら、独特の時代批判をものした思想家・昌益。人間の作為を暴き、自然世への回帰を説く、「土の思想」の核心とは何か？　管啓次郎氏によるエッセイも収録。

電P

2699
斎藤慶典著
デカルト　「われ思う」のは誰か

「われ思う、ゆえにわれあり」という命題は最終到達点ではなかった！　『方法叙説』と『省察』という二つの主著を精緻に読み解くことで、この命題のもつ真の意味を明らかにする。第一人者が挑む哲学者との対話！

電P

2700
ルネ・デカルト著／小泉義之訳
方法叙説

われわれは、この新訳を待っていた――デカルトから出発した孤高の研究者が満を持してみずからの原点に再び挑む。『方法序説』という従来の邦題を再検討に付すなど、細部に至るまで行き届いた最良の訳が誕生！

電P

2703
ハリー・スタック・サリヴァン著／阿部大樹編訳
個性という幻想

対人関係が精神疾患を生み出すメカニズムを解明し、いま注目の精神医学の古典。人種差別、徴兵と戦争、プロパガンダ、国際政治などを論じ、社会科学の中に精神医学を位置づける。本邦初訳の論考を中心に新編集。

電P

2704
ハンナ・アレント著／牧野雅彦訳
人間の条件

「労働」「仕事」「行為」の三分類で知られ、その絡み合いの中で「世界からの疎外」がもたらされるさまを描き出した古典。はてしない科学と技術の進歩の中、人間はいかにして「人間」でありうるのか――待望の新訳！

P

哲学・思想・心理

2616

中野孝次著

ローマの哲人　セネカの言葉

死や貧しさ、運命などの身近なテーマから「人間となる術」を求め、説いたセネカ。その姿はモンテーニュやアランにもつながる。作家・中野孝次が、晩年に自らの翻訳で読み解いた、現代人のためのセネカ入門。

2627

渡辺公三著（解説・小泉義之）

レヴィ＝ストロース　構造

現代最高峰の人類学者の全貌を明快に解説。ブラジルへの旅、ヤコブソンとの出会いから構造主義誕生を告げる『親族の基本構造』出版、そして『野生の思考』を経て『神話論理』に至る壮大な思想ドラマ！

2630

鷲田清一著

メルロ＝ポンティ　可逆性

独自の哲学を創造し、惜しまれながら早世した稀有の哲学者。その生涯をたどり、『知覚の現象学』をはじめとする全主要著作をやわらかに解きほぐす著者渾身のモノグラフ、決定版として学術文庫に登場！

2633

エドワード・S・リード著／村田純一・染谷昌義・鈴木貴之訳（解題・佐々木正人）

魂《ソウル》から心《マインド》へ　心理学の誕生

心理学を求めたのは科学か、形而上学か、宗教か。「魂」概念に代わる「心」概念の登場、実験心理学の成立、自然化への試みなど、一九世紀の複雑な流れを整理しつつ、心理学史の新しい像を力強く描き出す。

2637

野矢茂樹著（解説・古田徹也）

語りえぬものを語る

相貌論、懐疑論、ウィトゲンシュタインの転回、過去、知覚、自由……さまざまな問題に豊かなアイディアで切り込み、スリリングに展開する「哲学的風景」。著者会心の哲学への誘い。

2640

田中美知太郎著（解説・國分功一郎）

古代哲学史

古代ギリシア哲学の碩学が生前刊行した最後の著作。著者の本領を発揮した凝縮度の高い哲学史、より深く学びたい人のための手引き、そしてヘラクレイトスの決定版となる翻訳——哲学の神髄がここにある。